Inge Kamüller

Hausmittel gegen große und kleine Wehwehchen

Inge Kamüller

Hausmittel gegen große und kleine Wehwehchen

tosa

Alle hier empfohlenen Mittel wurden nach bestem Wissen und Gewissen geprüft. Dennoch ist dies kein medizinisches Lehrbuch und die Anwendung der empfohlenen Hausmittel kann keineswegs einen Arztbesuch ersetzen. Eine Haftung der Autorin bzw. des Verlages und ihrer Beauftragten für Personen-, Sach- und Vermögensschäden ist ausgeschlossen.

Umschlag von Joseph Koó
Satz und Layout: www.textwerkstatt.at
Druck: Ueberreuter Print

www.tosa-verlag.com

Inhalt

Ein ernstes Wort vorweg

Was sind Wehwehchen? Wir haben bei diesem Wort ein unklares Bild von Beschwerden, die zwar unangenehm sind und schmerzhaft sein können, aber nicht lebensbedrohend sind und in die Kategorie fallen: „Wegen so was geht man doch nicht zum Arzt!" - Wer diesen Satz in den Mund nimmt, sollte auf der anderen Seite sehr wohl wissen, mit welcher Art von Beschwerden und Symptomen er unverzüglich zum Arzt gehört und wann es Zeit ist, sein Kind zum Arzt zu bringen. Die nachfolgenden Checklisten sollen Ihnen bei Ihrer Entscheidung helfen.

Was sind keine Wehwehchen? Wann gehört man zum Arzt?

Wann gehört ein Kind zum Arzt?

- Unter 6 Monaten: bei mehr als 38,3 °C in der Achsel oder 39,7 °C im After.
- Wenn es den Kopf nach vorn fallen lässt.
- Wenn es auf andere Kinder nicht reagiert.
- Wenn es sich nicht eigenständig aufsetzen kann.

Lieber einmal zu oft als einmal zu selten zum Arzt!

Kleinigkeiten können Anzeichen von schweren Erkrankungen sein.

- Wenn es unnatürlich schwach, schläfrig oder verwirrt ist.
- Wenn es heftig erbricht.
- Wenn es beim Einatmen Schmerzen hat.
- Wenn es Atemschwierigkeiten hat.
- Wenn es violettfarbige Tupfen aufweist, die nicht blasser werden, wenn Sie mit dem Finger darauf drücken.

Wann gehören Sie selbst zum Arzt?

Nehmen Sie alle anhaltenden Veränderungen ernst!

- Wenn Sie ohne Grund mehr als 3 Kilo an Gewicht verloren haben.
- Wenn Sie ein unerklärliches Schwindelgefühl begleitet.
- Wenn Sie Blut husten oder mit dem Urin oder Stuhl Blut verlieren.
- Wenn Ihr Stuhl schwarz wird oder sich Ihre Stuhlganggewohnheiten dauerhaft verändern.
- Wenn sich eines Ihrer Muttermale, einer Ihrer Leberflecke oder eine Warze verändert, wächst, dicker wird, juckt oder blutet.
- Wenn Sie ständig an Verdauungsproblemen leiden oder ständig sauer aufstoßen müssen.
- Wenn Sie länger als drei Wochen Schluckbeschwerden oder eine raue oder heisere Stimme haben.
- Wenn Sie ständig Durst haben.
- Wenn Sie ungewöhnliche oder starke Kopfschmerzen haben.

- Frauen: Wenn sich Ihre Brust irgendwie verändert - hinsichtlich der Größe, der Form oder der Hautbeschaffenheit, wenn Sie eine Verdickung oder Geschwulst spüren, wenn sich Ihre Brustwarze verändert oder blutet.
- Frauen: Wenn Sie nach dem Geschlechtsverkehr, in der Menopause oder zwischen den Zyklen aus der Scheide bluten.
- Männer: Wenn sich Ihre Hoden verändern, anschwellen, wenn Sie eine Geschwulst tasten oder an totaler Erektionsunfähigkeit leiden.
- Wenn Ihre Beine ohne Erklärung schmerzen oder Sie an regelmäßigen und anhaltenden Rückenschmerzen leiden.
- Wenn Sie eine Wunde haben, die nicht heilen will oder anschwillt.

Nehmen Sie unerklärliche Blutungen nicht auf die leichte Schulter!

Wann brauchen Sie den Notarzt?

Vor dem Anruf beim Notarzt schrecken viele Menschen zurück. Ganz gleich, ob es bei Ihnen die Angst ist, sich lächerlich zu machen, oder die Hoffnung, es könnte nicht so schlimm sein, wenn man es auch ohne Notarzt schafft - es gibt Fälle, in denen Sie diese Gedanken beiseite schieben und die Notarztnummer wählen sollten:

Der beherzte Anruf beim Notarzt kann Leben retten.

- Wenn Schmerzen in der Brust von Blässe, Übelkeit oder Frieren, Schweißausbrüchen oder länger als zehn Minuten anhaltenden Atemschwierigkeiten begleitet werden.

- Wenn jemand keine Luft bekommt, nur kurze Atemzüge machen kann, keuchend oder pfeifend atmet, zu ersticken droht und weder sprechen noch trinken kann.
- Wenn ein Erwachsener mehr als 40 °C Fieber hat und vielleicht noch einen steifen Nacken oder Krämpfe hat oder erbricht.
- Wenn eine tiefe Wunde auseinander klafft, schwer zu reinigen ist, wenn sich die Blutung nicht stillen lässt.
- Wenn jemand nach einer Kopfverletzung ohnmächtig wurde, verwirrt ist, doppelt sieht, schläfrig ist, an Schwindel oder Gedächtnisverlust leidet.
- Wenn ein Knochen nach einer Verletzung oder einem Sturz nicht belastet werden kann oder stark verdreht ist und starke Schmerzen und Übelkeit dazukommen.

Auch Knochenbrüche sind ein Fall für den Notarzt.

- Wenn plötzlich starke Schmerzen auftreten, die länger als 10 Minuten anhalten.
- Wenn jemand bewusstlos ist und nicht aufgeweckt werden kann.
- Wenn bei Brechreiz der Magen schmerzt oder Blut im Erbrochenen ist.
- Wenn jemand sich stark oder großflächig verbrannt hat, bei starker Blasenbildung oder zerstörter Haut; bei Verbrennungen im Gesicht, wenn sich die Haut weiß oder schwarz verfärbt.

Vor dem Arztbesuch

Kennen Sie das? Sie gehen zum Arzt, vielleicht mit Ihrem Kind, sind voller Angst und Unsicherheit, sitzen eine halbe Stunde oder länger im Wartezimmer, und dann werden Sie alles Mögliche gefragt, was Sie so rasch gar nicht beantworten können - und draußen vor der Tür fällt Ihnen ein, was Sie selbst eigentlich alles fragen wollten - ein unbefriedigendes Gefühl!

Machen Sie sich Notizen, während Sie beim Arzt warten!

Damit Ihnen das nicht passiert, nutzen Sie die Wartezeit. Sie werden höchstwahrscheinlich gefragt werden,

- wann die Schmerzen oder Beschwerden diesmal aufgetreten sind,
- ob Sie diese Beschwerden schon vorher einmal hatten,
- ob Ihnen sonst etwas Ungewöhnliches aufgefallen ist,
- welcher Art die Schmerzen sind - stechend, pochend, hämmernd, bohrend, ziehend, stetig oder pulsierend ...,
- wann die Beschwerden am stärksten sind - zu bestimmten Tageszeiten, bei bestimmten Bewegungen, nach bestimmten Speisen, bei Wärmeeinwirkung ...,
- ob Sie irgendwelche Medikamente nehmen oder eingenommen haben.

Bereiten Sie die Antworten auf diese Fragen vor oder denken Sie zumindest darüber nach, dann kann die Ärztin oder der Arzt Ihnen hinterher gezielter und vielleicht auch rascher helfen.

Nutzen Sie die Zeit, die sich die Ärztin/der Arzt nimmt!

Schreiben Sie sich auf, was Sie den Arzt fragen wollen!

Und denken Sie auch darüber nach, was Sie alles wissen wollen: Ist die Krankheit ansteckend? Ist Bettruhe nötig? Ist eine bestimmte Diät einzuhalten? Was kann getan werden, um die Beschwerden zu lindern? Können Sie die geplante Urlaubsreise in 14 Tagen antreten? Wenn nein, lassen Sie sich darüber gleich eine ärztliche Bescheinigung ausstellen. Sie werden sie für die Rücktrittsversicherung brauchen.

Wie macht man's richtig?

Sie sind sicher, dass kein Notfall vorliegt, und beschließen, Ihren fiebernden Mann, Ihre hustende Tochter, Ihre aufgescheuerte Haut unter den Oberarmen selbst zu behandeln. Und nun finden Sie die Aufforderung, einen kalten Wickel anzulegen, ein Kind inhalieren zu lassen, eine Kompresse aufzulegen. Wenn Sie damit keine Erfahrung haben, lesen Sie die folgenden Seiten, ehe Sie sich daranmachen, sich selbst und Ihre Lieben bei allerlei Wehwehchen mit Hausmitteln zu therapieren. Dann wissen Sie, wie's geht, gehen gelassen an die Sache heran und verströmen dem anderen das Gefühl der Sicherheit.

Zubereitung von Kräutertees

Sie geben die Kräuter in eine kleine Kanne, gießen sie mit heißem, aber nicht mehr kochendem Wasser auf und lassen sie zugedeckt ziehen. So können ätherische Öle nicht so leicht entweichen. Kräutertees sollten 3 bis 10 Minuten ziehen - je härter die Zutaten,

Kräutertees zugedeckt ziehen lassen, das bewahrt die ätherischen Öle.

desto länger. Dann gießen Sie den Tee durch ein Haarsieb und trinken ihn möglichst heiß möglichst pur. Honig ist nicht nur ein Süßungsmittel, er wirkt auch desinfizierend, kann also die Wirkung des Tees unterstützen.

Malve, Mistel, Bärentraube und andere als Kaltauszug zubereiten.

Manche Tees enthalten Schleim als Wirkstoff - z. B. Malve und Eibisch. Sie und einige andere, bei denen warmes Wasser scheußlich schmeckende Stoffe lösen würde, werden kalt angesetzt - am besten in einem zugedeckten Gefäß über Nacht und im Kühlschrank. Am nächsten Morgen gießen Sie den Tee erst ab und erwärmen ihn dann vorsichtig auf Trinktemperatur - nicht kochen, sonst zerstören Sie zu viele Inhaltsstoffe.

Inhalieren

Heilpflanzen, die ätherische Öle enthalten, oder Erkältungssalben können Sie auch zum Inhalieren verwenden. Verbreitet ist das klassische Kamillendampfbad für die Haut, bei Erkältungen inhaliert man mit den Hustenkräutern Eukalyptus, Fenchel oder Anis.

Das Wasser darf nicht kochen, damit Sie sich nicht am Dampf verbrennen.

Zum Inhalieren gibt es eigene Geräte, es geht aber auch mit heißem Wasserdampf in einer Schüssel unter einem Handtuch: Heißes Wasser und Wirkstoffe in die Schüssel geben, Handtuch über den Kopf und über die Schüssel beugen; das Handtuch bildet ringsum die Wände Ihrer Minidampfkammer. Das Wasser darf jedoch nicht kochen, da man sich an Dampf übel verbrennen kann.

Falls Sie zum Inhalieren das reine ätherische Öl verwenden wollen, verwenden Sie nicht mehr als 3 bis 5 Tropfen. - Doch Vorsicht: Nicht jedes Öl ist für jeden Menschen geeignet: Schwangere sollten bei Basilikumöl vorsichtig sein, Kampfer, Menthol und Pfefferminze sind bei Säuglingen und Kleinkindern strikt verboten, manche Ärzte raten sogar generell davon ab, bei Säuglingen ätherische Öle einzusetzen.

! Kampfer, Minze und Menthol sind bei Babys und Kleinkindern lebensgefährlich.

Bei Erkältungen sorgt es für eine freie Nase, wenn Sie über Nacht das ätherische Öl, den Chinabalsam oder was auch immer auf ein Taschentuch tropfen und dieses neben oder unter das Kopfkissen legen. Eine besonders milde Form der Inhalation ist ein nasses Handtuch, das Sie mit Öl betropft oder in Hustentee getränkt über die Heizung hängen.

Kräuterkissen

Kräuterkissen sind eine schonende Form der Inhalation und für alle Menschen geeignet, die nicht gerade gegen die Kräuter allergisch sind, die darin verwendet werden.

Nähen Sie ein kleines Stoffsäckchen, füllen Sie es mit Bastelvlies oder ungesponnener Wolle (als Märchenwolle im Handel) und geben Sie in die Mitte die gewünschten Heilkräuter - bei Husten zum Beispiel Thymian, Anis und Fenchel, bei Schlaflosigkeit Hopfen und Melisse. Binden Sie das Säckchen fest zu und legen Sie es aufs Kopfkissen. Wenn die

Binden Sie das Kräuterkissen fest zu oder nähen Sie einen Reißverschluss ein.

Kräuter nicht mehr duften, tauschen Sie sie gegen frische aus.

Wickel

Haben Sie sie auch als Kind gehasst? Beim Anlegen hat man vor Kälte gezittert, hinterher fühlte man sich grauenhaft eingeschnürt – die Rede ist von Wickeln. Sie sind nicht umzubringen und werden von Ärzten nach wie vor verordnet, da sie eine wertvolle Hilfe bei der Regulierung der Körpertemperatur darstellen (z. B. kalte Wadenwickel bei Fieber), die Durchblutung der Bauchorgane fördern und so für eine verbesserte Entfgiftung des Körpers sorgen, Schmerzen lindern und sogar Bakterien und Pilze bekämpfen können.

Achten Sie bei Wickeln auf die richtige Temperatur.

Allerdings sollte man einige Spielregeln beachten: Wickel sollten nur so lange angelegt bleiben, wie der Patient es angenehm findet: Sobald er friert, gehört der kalte Wickel runter, und ein warmer Wickel soll kein Saunaersatz sein. Bei einem Kind reichen lauwarme Temperaturen für einen warmen Wickel völlig aus und ein kalter Wickel sollte immer noch mindestens 27 °C warm sein.

Wer auf Wolle allergisch ist, bekommt stattdessen einen Wickel aus Seide.

Ein Wickel ist zwei- oder dreilagig. Für die innere Lage nimmt man ein altes Geschirrtuch aus Baumwolle oder Leinen, bei Quark-, Senf- und ähnlichen Wickeln folgt ein trockenes Zwischentuch aus dem gleichen Material und die äußere Lage bildet ein wärmendes Wolltuch. Wolle nimmt eine Menge Feuchtigkeit auf, bevor sie sich nass anfühlt, und verhindert, dass man zu rasch friert. Wer Wolle nicht verträgt, bekommt halt Mutters Seidenschal umgebunden. Das Ganze wird mit Verbandsklammern befestigt.

Warme Wickel können bis zu 90 Minuten oben bleiben, kalte werden nach 5–15 Minuten entfernt und bei Bedarf erneuert. Danach sollte der Patient mindestens so lange ruhen, wie die Anwendung des Wickels gedauert hat.

Kompressen

Im Gegensatz zu Wickeln werden Kompressen nicht um ein ganzes Körperteil, sondern nur auf eine kleine Fläche aufgelegt (bei großflächigeren Kompressen spricht man auch von Auflagen). Ihrer Wirksamkeit tut das keinen Abbruch: Wenn Sie gerade über die Schwelle Ihrer Balkontür gestolpert sind und sich dabei an mindestens drei Stellen kräftige Blutergüsse geholt haben, sehen Sie bald den Unterschied, wenn Sie nur auf eine der Stellen sofort ein in kaltes Wasser getränktes Taschentuch auflegen. Die bekanntesten Anwendungen von Kompressen sind der klassische Eisbeutel und die Zwiebelkompresse bei Ohrenschmerzen.

Auflagen sind großflächige Kompressen.

Bäder

In Häusern ohne Badezimmer war das warme Bad ein unglaublicher Luxus, den viele Men-

Auch ohne Badezusatz ist ein Bad allein durch die Temperatur wirksam.

schen zuletzt als Baby erlebt haben. Wer heute regelmäßig badet, weiß meist gar nicht, dass er damit nicht nur einen Beitrag zur Hygiene, sondern auch zur Gesundheit seines Körpers leistet - und das auch ohne jeden belebenden, heilenden oder pflegenden Badezusatz.

Warme Fuß- und Armbäder verbessern die Durchblutung und Erwärmung des Körpers. Kalte Waschungen wirken abhärtend, dürfen aber nur durchgeführt werden, wenn man nicht bereits friert. Wechselbäder, bei denen Arme oder Beine lange in warmes und kurz in kaltes Wasser getaucht werden, härten ab und stärken die Gefäße.

Bettlägerige Patienten, die nicht baden können, können auch mit Waschungen mit warmem oder kaltem Wasser behandelt werden.

Wichtig ist beim Baden: Wenn es ungemütlich wird, raus aus dem Wasser. Und danach ist eine Ruhepause fällig.

Zu guter Letzt

Holen Sie sich im Zweifelsfall kompetenten Rat!

Wenn Ihnen bei irgendeiner Anwendung nicht klar ist, wie Sie vorgehen sollen, scheuen Sie sich nicht, Rat einzuholen - fragen Sie Ihre Ärztin, Ihre Apothekerin oder Ihre alte Nachbarin von gegenüber.

Unverhofft kommt oft: Verletzungen

Verletzungen sind - im Unterschied zu Krankheiten und zu Leiden - alle Störungen der Gesundheit durch Einwirkung von außen. Etliche sind Wehwehchen, wenn man weiß, was zu tun ist. Wir haben hier aber das gesamte Repertoire aufgenommen, damit Sie dieses Buch nicht frustriert zur Seite legen, wenn etwas nicht darin ist, das wir nicht für ein Wehwehchen halten, für das Sie hier aber eine Handlungsanweisung suchen.

Blasen

Blasen an den Füßen dürfen Sie aufstechen. Aber nicht die Haut abzupfen!

Wenn man sich beim Wandern oder in neuen Schuhen Blasen gelaufen hat, ist das nicht nur schmerzhaft, sondern kann auch problematisch werden, wenn man nun das Falsche tut.

Bei dieser Art von Blasen (nicht aber bei Brandblasen!) gilt: prall gefüllte Blasen mit einer sterilen Nadel an zwei Stellen öffnen, die Haut jedoch nicht abzupfen! - Sterilisieren können Sie die Nadel durch Erhitzen über dem Feuerzeug oder Eintauchen in Alkohol. - Die betroffene Stelle sollten Sie dann desinfizieren und mit einem Pflaster vor weiterer Reibung schützen.

Hinterher weiß man es besser: Neue Schuhe laufen Sie besser zu Hause ein oder tragen sie mit Wollsocken oder Spezialpflaster benützen. Bei den Soldaten urinierte man in die drückenden Stiefel - davon wird das Leder weich - und stieg dann hinein. So passten sie sich den Füßen optimal an. Haben Sie vielleicht eine sehr einsame Bergwanderung vor?

Wenn Sie sich die Blasen übrigens an der Hand geholt haben, etwa beim Arbeiten mit einem ungewohnten Gartengerät, dann sagt ein altes Hausmittel: Geben Sie feuchte Erde darauf. Und hören Sie natürlich auf, die Stelle weiter zu belasten …

Blutergüsse, blaue Flecke

Hinter jedem Bluterguss steht eine innere Verletzung, nämlich eine geplatzte Ader, aus der Blut in das umgebende Gewebe sickert. Von dort wird es im Laufe der nächsten Tage abgebaut, drückt aber inzwischen auf die Nerven ringsum und sorgt für eine Verfärbung der Haut in allen Regenbogenfarben.

Sofortige Kühlung ist eine wunderbare Hilfe. Zur Not hilft ein breiter Messerrücken.

- Damit nicht mehr Blut als nötig ins Gewebe ausläuft und die Schwellung klein bleibt, sollten Sie sie sofort kühlen - Eiswürfel in ein Geschirrtuch oder einen Waschlappen einschlagen und auf die geprellte Stelle legen, 10 bis 15 Minuten lang liegen lassen.

- Statt Eiswürfeln hilft auch ein Kirschkernkissen, das Sie im Tiefkühler aufbewahren. Es passt sich der Form des Körpergliedes an und bildet eine leichte, kühlende Kompresse.
- Gut kühlt auch eine Kompresse mit Arnikatee. Dazu übergießen Sie drei Esslöffel Arnikablüten mit kochendem Wasser, lassen sie zehn Minuten ziehen, gießen sie ab und lassen den Tee abkühlen. Tauchen Sie ein Taschentuch oder ein Geschirrtuch in den Tee, wringen Sie es gut aus und lassen Sie es so lange auf der verletzten Stelle liegen, bis es nicht mehr als kühlend empfunden wird. Bis dieser Tee zubereitet und abgekühlt ist, sollten Sie allerdings mit anderen Mitteln kühlen.
- Reiben Sie die Stelle mehrmals hintereinander mit Arnika- oder Ringelblumensalbe ein.
- Auch die Einnahme von je 5 Arnika-D6-Globuli sofort und eine Stunde später hilft.
- Legen Sie das geprellte Körperglied hoch, damit möglichst wenig Blut an die Wunde gelangt. Wenn das nicht möglich ist, sollten Sie es zumindest in der nächsten Zeit möglichst wenig belasten.

Eiswürfel niemals direkt auf die Haut legen, sondern in ein Tuch oder einen Plastikbeutel geben.

! Arnika nur auf geschlossene Wunden auftragen!

Brandwunden

Brandwunden sind widerlich. Sie fangen ganz harmlos an: Sie stoßen mit dem nackten

Unterarm versehentlich an das heiße Gitter, das Sie gerade aus dem Backofen gezogen haben. Halb so schlimm, denken Sie in dem Moment und nehmen erst noch rasch die Pizza vom Blech. Bis Sie sie gleich darauf zerteilt haben, fängt der schmale verbrannte Hautstreifen an Ihrem Unterarm an, ziemlich wehzutun. Doch dann ist es für eine wirksame erste Hilfe bereits zu spät und Ihnen bleibt monatelang eine dunkle Narbe als Erinnerung an dieses kleine Missgeschick.

Bei Brandwunden heißt es kühlen, kühlen und weiterkühlen. Und das sofort.

Daher: Bei Brandwunden heißt es schnell sein. So klein sie auch sind, die Devise lautet kühlen, kühlen, kühlen. Am besten unter kaltem, fließendem Wasser. Mindestens 5 Minuten lang. Dann etwas Johanniskrautöl auf die geschlossene Wunde geben - nur sanft auftupfen, nicht reiben! - und dann weiterkühlen. 15 Minuten lang oder mehr. Die Verbrennung wandert sonst nämlich nach innen und zerstört auch tiefer gelegene Gewebeschichten. Und dann haben Sie tatsächlich monatelang eine dunkle Narbe als Souvenir.

Wenn Sie sich heißes Wasser über die Hose geschüttet haben, sollten Sie diese sofort ausziehen - das ist der schnellste Schutz für die Haut darunter! Klebt der Stoff allerdings an der Haut, lassen Sie beide, wo sie sind, und kühlen Sie durch den Stoff hindurch. Im Zweifelsfall stellen Sie sich - oder den Patienten - mitsamt Hose unter die Dusche.

Verschmutzte Brandwunden vom Arzt säubern lassen!

Bei Verbrennungen unterscheidet man verschiedene Grade - die leichten, bei denen die Haut nur rot wird und wehtut, sind Verbrennungen ersten Grades; eine Verbrennung zweiten Grades ist mit einer Brandblase verbunden - nicht aufstechen, sie hält die Wunde steril! - und bei Verbrennungen dritten Grades wird die Haut weiß. Verbrennungen zweiten und dritten Grades sollten vom Arzt behandelt werden. Sorgen Sie aber auch während des Weges zum Arzt für Kühlung!

Brandblasen niemals aufstechen – sie sind ein wertvoller Schutz vor Infektionen.

Natürlich könnten jetzt Tipps folgen wie: Topfstiele nach innen drehen, damit sich wenigstens nur Sie selbst, nicht aber auch Ihre Kinder daran verbrennen - doch hinterher ist man immer schlauer, nicht wahr?

Fremdkörper im Auge

Staub, Fliegen, ätzende Flüssigkeiten und anderes kann nicht nur lästig sein, wenn es einem ins Auge gerät, sondern auch gefährlich werden.

Bei Verätzungen mit Säure oder Lauge heißt es schnell sein: Damit die aggressive Flüssigkeit nur kurzzeitig einwirken kann, spülen Sie das Auge längere Zeit unter fließendem Wasser aus, und zwar in Richtung Schläfe, damit nicht auch die Nasenschleimhäute verätzt werden. Ist Wasser nicht sofort greifbar, verwenden Sie lieber irgendein lauwarmes oder kaltes Getränk als gar nichts. Danach gehen Sie sicherheitshalber zum Arzt.

Fremdkörper in Richtung Nase aus dem Auge wischen, ätzende Flüssigkeiten zur Schläfe hin ausspülen!

Gut sichtbare Fremdkörper wischen Sie mit einer Tuchspitze in Richtung Nase aus dem Auge heraus. Weniger gut sichtbare finden Sie, indem Sie das Augenlid abheben und das Auge in die Gegenrichtung schauen lassen (also beim Oberlid nach unten, beim Unterlid nach oben). Wenn Sie den Fremdkörper dann finden, wischen Sie ihn hinaus. Finden Sie ihn auf diese Weise nicht, heißt es Finger weg, nicht reiben, lieber ein paar Tränchen weinen, in der Hoffnung, dass er dann hinausgeschwemmt wird. Und Geduld: Oft juckt es noch eine Weile weiter, nachdem der Fremdkörper bereits draußen ist.

Nasenbluten

Die Nase enthält eine Fülle an feinen und feinsten Blutgefäßen, unzählige Venen und Kapillaren. Manche davon sitzen genau unter der dünnen Haut im Innern der Nasenlöcher. Das erklärt, warum man bei der geringsten Reizung aus der Nase bluten kann. Bei manchen Menschen genügt es schon, dass sie sich kräftig schneuzen oder mit dem Finger in der Nase bohren.

Wenn es mal wieder so weit ist, behalten Sie einen kühlen Kopf (im wahrsten Sinne des Wortes):

- Setzen Sie sich oder das Kind aufrecht hin, den Kopf in den Nacken gelegt. Geatmet wird durch den Mund, die Zeigefinger pressen beide Nasenflügel gegeneinander.
- Gegen die Blutung arbeiten Sie mit Kühlung: Legen Sie einen kalten Lappen auf die Stirn und Nase und einen weiteren in

den Nacken. Noch besser ist ein Eisbeutel: Geben Sie Eis in ein Geschirrtuch und legen Sie dieses in den Nacken und ein zweites auf die Stirn.

- Inzwischen kochen Sie einen Hirtentäscheltee (Capsella bursa-pastoris, 5 g auf 100 ml Wasser) und lassen ihn abkühlen. Damit betupfen Sie dann die Naseninnenwände.
- Ein merkwürdiger Trick ist die Sache mit dem Löschpapier: Legen Sie ein Stück davon unter die Zunge. Das löst einen Reflex aus, der die Durchblutung der Nase verringert.
- Wenn die Blutung gestillt ist, bleiben Sie noch einige Minuten lang liegen und putzen Sie auch Ihre Nase einige Zeit lang nicht.

Wenn das Nasenbluten regelmäßig und ohne äußere Reize auftritt, kann Eisenmangel die Ursache sein - auch bei Kindern. Lassen Sie vom Arzt die Blutwerte untersuchen und ernähren Sie sich oder Ihr Kind eisenreich. Nun gehören Feld- oder Nüsschensalat, Löwenzahn, Spargel und Brunnenkresse auf den Speiseplan.

Eisenmangel kann ein Grund für Nasenbluten sein.

Zur Kräftigung des Gewebes und zur Vorbeugung können Sie auch etwas tun:

- Kindern geben Sie dreimal täglich einen Esslöffel Essigwasser - mischen Sie ein Glas Wasser mit einem Teelöffel Apfelessig - zu trinken.
- Kochen Sie täglich einen Teelöffel Zinnkraut (Ackerschachtelhalm, Equisetum arvense) mit einer Tasse heißem Wasser auf, lassen Sie

Zinnkrauttee stärkt das Gewebe.

den Tee fünf Minuten ziehen und trinken Sie ihn schluckweise. Die Kieselsäure im Zinnkraut erhöht die Elastizität des Gewebes.

- Trockene Luft ist eine Belastung für die Schleimhäute. Sorgen Sie daher bei Kindern, die zum Nasenbluten neigen, für höhere Luftfeuchtigkeit - am einfachsten mit nassen Handtüchern rings ums Bett.

Schnittwunden

Schnittwunden erst ein wenig bluten lassen.

Schnell ist es passiert: Sie fahren mit der Hand an einer Kartonkante oder dem Rand von einem Blatt Papier entlang und stellen mit einem Male fest, wie scharf dieses so biegsame Material sein kann. Oder Sie holen mit dem Finger den letzten Rest Jogurt aus dem Becher und merken erst zu spät, dass am Rand noch ein kleiner Rest des Aludeckels klebte.

Bei einer Schnittwunde werden Hautzellen, Nerven und Blutgefäße durchtrennt. Sie wachsen in der Regel binnen wenigen Tagen wieder zusammen, sollten in der Zwischenzeit aber mit einem Pflaster zusammengeklammert und vor Verschmutzung geschützt werden.

- Erst ruhig ein wenig bluten lassen - das schwemmt mögliche Krankheitserreger aus der Wunde.
- Dann eine antibakterielle Lösung auftragen.
- Nun sorgfältig verpflastern. Drücken Sie dabei die Haut vorsichtig so zusammen, wie sie zusammengehört, und halten Sie sie dann mit dem Pflaster in dieser Stellung

fest. Wenn Sie sorgfältig arbeiten, bleibt nicht einmal eine Narbe.

Zum Arzt müssen Sie mit einer Schnittwunde,

- wenn sie auseinander klafft,
- wenn sie länger ist als eine Fingerbreite - dann klammert sie besser der Arzt zusammen,
- wenn sie an einem Gelenk liegt und daher nicht durch ein Pflaster ruhig gestellt werden kann,
- und natürlich dann, wenn sie nicht innerhalb von kurzer Zeit zu bluten aufhört. Dann muss sie genäht werden.

Klaffende, länger und hartnäckig blutende Schnittwunden sind Grund für einen Besuch beim Arzt.

Die Entscheidung, zum Arzt zu gehen, müssen Sie allerdings rasch fällen, denn damit der Schnitt sauber zusammenwächst, muss das Nähen bald erfolgen.

Eine Schnittwunde, die stark blutet, versorgen Sie nicht nur mit einem Pflaster, sondern auch mit einem sterilen Verband - den finden Sie im Zweifelsfall in Ihrer Autoapotheke! Wird dieser Verband durchgeblutet, dann entfernen Sie ihn nicht, sondern geben Sie einen weiteren darüber und überlassen Sie die Sache in jedem Fall dem Arzt.

Einen durchgebluteten Verband sollten Sie nicht selbst entfernen!

Zum Arzt gehören Sie mit einer Schnittwunde übrigens auch dann, wenn Ihre letzte Tetanusimpfung mehr als zehn Jahre zurückliegt. Heben Sie daher die Unterlagen über Tetanusimpfungen gut auf!

! Wie alt ist Ihre letzte Tetanusimpfung?

Schürfwunden

Aufgeschürfte Knie gehören bei Kindern zum Sommer wie Regenwetter und Sonnenbrand. Doch ist es gut zu wissen, was zu tun ist, wenn der Hosenmatz mit einer frischen Schürfwunde zu Muttern kommt.

Schürfwunden nur säubern, nicht verpflastern.

Der Schreck, das wissen Sie natürlich, ist das Schmerzhafteste an der Wunde. Doch es kommt noch einmal ein Schmerz, wenn nämlich Mutter dem Hosenmatz mit einem Tuch, das mit Desinfektionsmittel getränkt ist, Erdreste und Steine aus der Wunde wischt. Danach ist der Schmerz aber schon wieder weg und die Wunde muss nun gut an der Luft trocknen, damit sich ein schöner schützender Schorf bildet. Zum Arzt müssen Sie nur, wenn sich die Wunde infiziert. Wenn Sie wollen, können Sie die Wunde mit Ringelblumensalbe pflegen - aber bitte erst, wenn der Schorf drauf ist! Sie brennt nämlich sonst recht unangenehm.

Splitter und Stichwunden

Splitter und Stichwunden bergen die Gefahr einer Blutvergiftung.

Sie polieren den alten Holzfußboden auf Hochglanz oder misten die Bretter vom Dachboden aus - und haben mit einem Male einen Holzsplitter im Finger. Au. Und: Wie alt ist Ihre letzte Tetanusimpfung?

Splitter und Stichwunden sind tiefe Wunden, die den Nachteil haben, dass sie oft mit Verschmutzung einhergehen, dass man diese aber denkbar schlecht entfernen kann. In der Haut steckende Holzsplitter können beim Herausziehen abbrechen - dann wachsen sie zwar meist von selbst heraus, aber Sie sollten die Sache beobachten. Daher gilt bei diesen Wunden: Wenn sie nicht wirklich nur eine Bagatelle sind, gehen Sie sicherheitshalber zum Arzt.

Stromunfälle

Sie wollen in Ihrer Küche eine Wandlampe montieren, schalten die Sicherung aus, auf der „Küche“ steht, greifen zum Schraubenzieher und bekommen einen elektrischen Schlag verpasst, den Sie den ganzen Arm hinauf spüren. Was ist passiert? Ihr Vormieter hatte die Stromversorgung dieser Küchenseite mit der des benachbarten Schlafzimmers gemeinsam abgesichert …

Stromschläge bekommt man schneller, als man denkt. Wenn Sie selbst betroffen sind, haben Sie verschiedene Möglichkeiten, von „Es ist zum Glück glimpflich ausgegangen“ bis zu „Sie liegen mit Herz-Kreislauf-Versagen am Boden“.

! Schalten Sie zuallererst den Strom aus.

Wenn Sie einem anderen Menschen, der einen Stromunfall erlitten hat, helfen wollen, ziehen Sie unbedingt den Stecker aus der Steckdose oder schalten Sie die Sicherung ab - wenn Sie daraufhin nicht im Finstern stehen, ist es am sichersten, den FI-Schalter umzulegen. Dann achten Sie darauf, dass Sie nicht durch nasse Kleidung oder leitende Schuhe sich selbst gefährden – dann sind Sie nämlich niemandem mehr eine Hilfe.

Und dann machen Sie genau das, was Sie im Erste-Hilfe-Kurs gelernt haben. Opfer ansprechen, aus der Gefahrenzone bringen, bei Bewusstlosigkeit in die stabile Seitenlage legen, bei Atemstillstand Mund-zu-Mund-Beatmung, zwischendrin den Notarzt anrufen, wenn erforderlich, und falls es an der Ein- und Austrittsstelle des Stroms zu Brandwunden gekommen ist, werden diese wie Brandwunden keimfrei abgedeckt und möglichst gekühlt.

Bei Starkstrom nur Strom ausschalten und dann Finger weg!

Noch etwas: Bei Starkstromunfällen drehen Sie nur den Strom ab, berühren Sie das Opfer jedoch nicht, sondern rufen Sie den Notarzt. Die Gefährdung für Sie selbst ist einfach zu groß.

Verätzungen

Verätzungen sind keine Wehwehchen und daher auch kein Fall für Hausmittel.

Wenn Sie Grund zu der Annahme haben, dass sich ein Mensch in Ihrer Umgebung die Haut mit einer aggressiven Substanz oder die Atemwege mit einem Gas verätzt hat, und Sie sogar wissen, womit der Unfall geschehen ist, dann haben Sie es relativ leicht. Stellen Sie die Ursache ab und sorgen Sie für nachhaltige Verdünnung der ätzenden Substanz: Spülen, spülen, spülen Sie die Haut (beim Auge in

Richtung Augenwinkel) und lüften, lüften, lüften Sie die Lungen.

Hat jemand eine ätzende Substanz eingenommen, verdünnen Sie diese ebenfalls: Lassen Sie ihn Leitungswasser trinken, so viel er verträgt. Und dann rufen Sie die nächste Vergiftungszentrale an (siehe Kasten).

Vergiftungen

Ganz gleich, ob es das Reinigungsmittel, verdorbene Leber oder zu viel Alkohol ist, Vergiftungen kommen leider immer wieder vor und sind kein Wehwehchen, sondern gehören in ärztliche Behandlung. Wenn Sie die wahrscheinlichen Verursacher kennen, bringen Sie sie mit.

Vergiftungszentralen

- In Deutschland: Vergiftungszentrale in Berlin: 030-19240 oder in Bonn, Erfurt, Freiburg, Göttingen, Mainz, München oder Nürnberg unter der gleichen Nummer. Tragen Sie hier die Vorwahlnummer des entsprechenden Ortes ein, falls Sie nicht in einer der genannten Städte wohnen:

  ....-19240
- In Österreich: Vergiftungsinformationszentrale, Allgemeines Krankenhaus Wien, Telefon 01-406 43 43
- In der Schweiz: Schweizerisches Toxikologisches Informationszentrum Zürich, Telefon 01-25 15 151

Wenn Sie nicht wissen, womit sich das Opfer vergiftet hat, weil es nicht ansprechbar oder schlicht zu klein ist, um Ihnen das mitzuteilen, sorgen Sie dafür, dass die Atemwege frei sind (bei Bewusstlosigkeit: stabile Seitenlage).

Bringen Sie niemanden gewaltsam zum Erbrechen!

Bringen Sie niemanden gewaltsam zum Erbrechen - bei Seifenschaum besteht dadurch akute Erstickungsgefahr, bei ätzenden Materialien wird die Sache dadurch nicht besser, dass sie Speiseröhre, Hals und Mund ein zweites Mal passieren (wenn der Betroffene jedoch von selbst erbrechen muss, helfen Sie ihm dabei), und geben Sie ihm auch keine Milch zu trinken. Rufen Sie im Zweifelsfall die Vergiftungszentrale an und lassen Sie sich weitere Anweisungen geben.

Verrenkungen

Ein ausgerenktes Gelenk ist ein Fall für den Notarzt.

Für ein Wehwehchen ist eine Verrenkung eindeutig zu schmerzhaft. Und für Experimente zu folgereich. Also: Finger weg. Versuchen Sie nie, das Gelenk selbst einzurenken. Sie richten höchstwahrscheinlich zu viel Schaden an. Fixieren Sie das Gelenk in der ausgerenkten Stellung und kühlen Sie es!!! Und dann ziehen Sie unverzüglich einen Arzt hinzu.

Verstauchungen

Verstauchungen passieren nicht nur beim Sport, sondern auch zu Hause: Sie steigen von einer Trittleiter direkt auf den Bauklotz, der Ihrem Zweijährigen gerade dorthin gerollt ist. Und da Sie damit nicht gerechnet haben, überdehnen Sie sich Ihre Gelenkbänder, der Knöchel knickt um. Schmerzen und Bluterguss sind die Folge – und beide lassen sich ausgezeichnet behandeln, sofern es nicht zu einem kompletten Bänderriss gekommen ist (in diesem Fall müssen Sie operiert werden). Unverzüglich sollten Sie:

- das verletzte Gelenk ruhig stellen. Humpeln Sie also nicht noch lange herum.
- Halten Sie den Fuß sofort unter oder in kaltes Wasser. Wenn Sie einen Helfer haben, bitten Sie ihn, Ihnen einen Eisbeutel aufzulegen, dann eine elastische Binde zu suchen und Ihnen einen Kompressionsverband anzulegen. Auf den legen Sie den Eisbeutel dann wieder auf.
- Legen Sie das verletzte Bein hoch, damit es abschwellen kann.
- Wenn Sie einen Stock haben und damit herumhumpeln (irgendwer muss ja Ihren Zweijährigen betreuen), dann nehmen Sie diesen auf der unverletzten Seite. Hat es Sie dagegen an der Schulter erwischt, tragen Sie eine Armschlinge.

Verstauchungen sofort kühlen und hochlegen.

Und dann kontaktieren Sie einen Arzt. Er kann klären, ob es nur eine Verstauchung oder doch ein Bruch ist und ob diese Verstauchung vielleicht lieber doch eingegipst werden muss.

Wenn dieser Teil der Angelegenheit erledigt und die Verstauchung auf dem Weg zu einem

Wehwehchen ist, können Sie zur Beschleunigung der Heilung

Quarkauflagen und Heublumenbäder unterstützen die Heilung.

- Quarkauflagen anbringen – dazu Quark messerrückendick auf ein Tuch streichen und dieses auf die betroffene Stelle aufbringen. Bei Einsetzen der Besserung wechseln Sie dann die Strategie und legen warme Zwiebel- oder Heublumenwickel auf oder nehmen ein Heublumenbad.

Erkältungen

Im Frühjahr und im Herbst ist die klassische Zeit für Erkältungen, aber es ist nicht die einzige Zeit dafür: Wenn Sie in luftiger Sommerkleidung Kirchen in der Toskana besichtigen, haben Sie sich möglicherweise sehr schnell eine heftige Erkältung geholt - und außer einer laufenden Nase auch noch den Spott Ihrer Umgebung eingefangen.

Erkältungen haben etwas mit Unterkühlung zu tun.

Damit die Erkältung ein Wehwehchen bleibt, nehmen Sie sie ernst. Eine Erkältung hat tatsächlich etwas mit Kälte zu tun. Eine Unterkühlung als Folge ungenügender Kleidung ist meist der erste Schritt. Wenn sich dann auch noch beheizte Räume als Virenbrutstätten betätigen, haben Sie bald jede Menge Viren auf Ihren Schleimhäuten und Ihr Körper geht auf Abwehr. Schnupfen, Husten, tränende Augen und erhöhte Temperatur sind die Folge. Jetzt sollten Sie nicht den Kopf in den Sand stecken, sondern Ihrem Körper bei seiner Abwehrreaktion helfen.

- Sobald Sie spüren, dass da etwas im Anzug ist, ziehen Sie sich warm an, besonders an den Füßen.

Erster Schritt: Ziehen Sie sich wärmer an.

- Nehmen Sie beim ersten Anzeichen einer Erkältung zwei- bis dreimal täglich eine oder zwei Zehen rohen Knoblauch zu sich, bis die Symptome verschwinden, und dann noch zwei oder drei weitere Tage lang. Knoblauch soll antibiotisch wirksam sein. Knoblauchkapseln scheinen weniger wirksam als frischer Knoblauch zu sein, wenn es um die Vorbeugung von Erkältungen geht.
- Knoblauch - zerquetscht oder als Knoblauchöl - über Nacht auf die Fußsohlen aufgetragen, wirkt wahre Wunder, wenn Sie warme Socken darüberziehen - auch bei Babys. Am nächsten Morgen abwaschen. Am Morgen werden Sie den Knoblauchgeruch wahrscheinlich auch im Atem wahrnehmen können. Als Gegenmittel können Sie rohe Petersilie essen.
- Knoblauch-Zitronentee schmeckt gut, auch kleinen Kindern und Leuten, die den Geschmack oder Geruch von Knoblauch nicht leiden können.

Knoblauch-Zitronentee

Bringen Sie einen Becher Wasser zum Kochen. Schneiden Sie eine kleine Knoblauchzehe (am besten eine organische) in feine Stücke, geben Sie diese in einen Becher und zerquetschen Sie sie mit einem Löffel. Fügen Sie den Saft eines Viertels einer Zitrone hinzu und einen Teelöffel Pfefferminzblätter. Decken Sie den Becher ab und lassen Sie den Tee drei bis fünf Minuten lang ziehen. Wenn nötig, dürfen Sie mit Honig süßen.

- Bei beginnender Erkältung haben sich auch Zwiebelauflagen auf den Fußsohlen bewährt.
- Wenn Sie unterwegs sind und keine Küche zur Verfügung haben, bekommen Sie sicher überall einen Tee aus heißem Apfelessig und Honig. Die Zutaten sind auch in den meisten Restaurantküchen vorhanden. Der Tee schmeckt ein wenig wie heiße Limonade. Er ist auch ein sehr wirksamer Schleimlöser, wenn die Erkältung ausgebrochen ist.

Tee aus heißem Apfelessig und Honig

Bringen Sie einen Viertelliter Wasser zum Kochen und geben Sie ein bis zwei Esslöffel Apfelessig und einen oder zwei Esslöffel naturbelassenen Honig hinein. Gut umrühren, ein bis zwei Tassen täglich davon trinken.

Wenn Sie es nicht geschafft haben, die Erkältung auf diese Weise abzufangen:

- Nehmen Sie ein möglichst heißes Vollbad, dem sie einige Tropfen Melissenöl beifügen. Danach gehen Sie ins Bett, packen sich gut ein und schwitzen. Ruhen Sie sich so gut wie möglich aus. Wenn Sie sich überanstrengt haben, hören Sie zumindest einen Tag lang völlig auf zu arbeiten oder so lange, bis sich Ihr Körper wie neugeboren fühlt.
- Kartoffelwickel können wahre Wunder wirken. Kartoffeln sind ausgezeichnete Wärmespeicher.

- Essen Sie nichts oder fast nichts mehr. Frische Salate, ein paar Obsttage oder eine Saftkur sind gut. Diese Ernährung hilft Ihrem Körper, Giftstoffe abzubauen und Ihren Verdauungstrakt zu entlasten, was Ihrem Körper mehr Kraft zum Heilen lässt. Wenn Sie aber auf etwas Bestimmtes besonderen Appetit haben, kann es angeraten sein, dem nachzugeben.
- Trinken Sie viel Kräutertee und Obst- oder Gemüsesäfte.

Beim Händewaschen waschen Sie auch Viren ab.

- Waschen Sie sich häufiger die Hände, wenn Sie krank sind, und besonders, bevor Sie etwas zu essen zubereiten oder zu sich nehmen. Wenn Sie husten oder niesen müssen, drehen Sie einfach Ihren Kopf zur Seite. Diese Viren trocknen in der Luft sehr schnell aus und sterben ab. Halten Sie nicht die Hand vor den Mund, denn die Viren können auf Ihren Händen bis zu drei Stunden lang weiterleben.
- Die Seele und den Körper stärkt eine Hühnersuppe. Wenn Sie diese bereits bei den ersten Anzeichen einer Erkältung kochen und essen, könnte es sein, dass Sie die Erkältung noch im Entstehen abfangen. Die Wirkung dieses Hausmittels wurde sogar in einer klinischen Studie bestätigt.
  Essen Sie davon, so viel Sie mögen, und halten Sie ein Taschentuch parat - Sie werden es brauchen, und das ist dann ein gutes Zeichen.
- Erkältungstees bekommen Sie fertig als Mischungen. Sie können aber auch einzelne

Hühnersuppe

Waschen Sie ein ausgenommenes Huhn mit kaltem Wasser. Legen Sie es in einen Kochtopf und bedecken Sie es mit Wasser. Lassen Sie es drei Minuten lang kochen, bis es schäumt. Entfernen Sie den Schaum. Nun schneiden Sie drei Kartoffeln, drei große Möhren, zwei Zwiebeln und zwei Selleriestangen mitsamt den Blättern klein und geben Sie sie in die Suppe, ebenso wie drei Knoblauchzehen, einen Esslöffel Salz, zwei Teelöffel Zwiebelsalz, zwei Teelöffel Knoblauchsalz, einen Teelöffel Brathuhngewürz, einen Teelöffel gemahlenen Salbei, einen Teelöffel Selleriesalz und eine Hand voll Gerste.
Lassen Sie die Suppe zwei bis drei Stunden lang leise kochen, bis sich das Fleisch von den Knochen löst. Nehmen Sie das Huhn aus der Suppe, lassen Sie es etwas abkühlen und ziehen Sie dann das Fleisch von den Knochen. Geben Sie das klein geschnittene Hühnerfleisch zurück in die Suppe.

Teesorten nach Geschmack mischen: Hagebutte etwa stärkt die Abwehrkräfte, Holunder- und Lindenblüten gelten als schweißtreibend, Kamille, Fenchel und Anisfrüchte wirken schleimlösend, antibakteriell, entzündungshemmend.

- Ein amerikanisches Hausmittel ist Salbei-, Knoblauch- und Zitronentee. Dieser Tee ist sehr wirksam bei Problemen der oberen Atemwege.

Er hilft bei Husten, verlegten Nebenhöhlen und Lungen, wirkt auswurffördernd und schleimlösend und bei Fieber schweißtreibend. Er wurde auch schon erfolgreich zum

Salbei-, Knoblauch- und Zitronentee

Bringen Sie 1,5 l Wasser zum Kochen und gießen Sie es über zwei gehäufte Esslöffel Salbeiblätter, zwei fein geschnittene Knoblauchzehen, den Saft und das Fruchtfleisch einer halben Zitrone. Lassen Sie den Tee fünf Minuten lang ziehen. Eventuell können Sie ihn mit Honig nach Geschmack süßen. Am besten wirkt er, wenn Sie fasten und ihn trinken, solange er heiß ist, mindestens eine Tasse pro Stunde. Bleiben Sie warm zugedeckt im Bett und schwitzen Sie sich aus. Ihre Temperatur mag kurzfristig ansteigen, aber das ist ein gutes Zeichen, wenn Sie dabei auch schwitzen.

Abfangen der Grippe eingesetzt und hilft, sie rascher zu vertreiben.

- Fieber ist ein gutes Zeichen. Es zeigt an, dass Ihr Abwehrsystem den Kampf gegen die Viren und Bakterien bereits aufgenommen hat. Darauf kommen wir jedoch weiter unten noch einmal zu sprechen.

Weitere Hausmittel gegen Erkältungssymptome folgen unter den einzelnen Stichworten dieses Kapitels.

Erkältungen vorbeugen

- Hohe Luftfeuchtigkeit ist ein Geschenk an Ihre Schleimhäute – vor allem während der Heizperiode.
- Regelmäßiges Lüften sorgt für gute Luft.

- Spaziergänge an der frischen Luft, Saunabesuche, Wechselduschen oder auch kalte Fußbäder härten ab und sorgen für gute Durchblutung. Im Freien ziehen Sie sich bitte so warm an, dass Sie nicht frieren.
- Gehen Sie auf Distanz - keine Menschenansammlungen, kein höfliches Händeschütteln, keine liebevollen Begrüßungsküsschen.
- Der Ersatz von Zigaretten und Bier oder Wein durch Obst und Gemüse, auch als Saft, ist ein Geschenk an Ihr Immunsystem.

Husten

Bei Husten helfen zwei Dinge zuallererst: feuchte Luft und viel trinken.

Erste Hilfe bei Husten: Sorgen Sie für feuchte Luft!

Wenn es im Hals kratzt und der erste Husten aufkommt, prüfen Sie sofort die Luftfeuchtigkeit in Ihrer Wohnung, Ihrem Büro. Auf allen Heizkörpern sollten Gefäße mit Wasser stehen, die auch gefüllt sind. Falls Sie mit Fußbodenheizung oder Klimaanlage leben, sorgen Sie mit feuchten Tüchern, vielen Zimmerpflanzen oder einem Luftbefeuchter für feuchte Luft. Am besten sind jene Geräte, die kalten Nebel erzeugen. Wenn Sie bereit sind, sie nach jedem Gebrauch zu reinigen, können Sie - auch wenn die Gebrauchsanleitung davon abrät - Eukalyptusöl und Ähnliches hineingeben.

- Feuchte Luft als Tagesstart und zwischendurch: Stellen Sie sich unter eine heiße, dampfende Dusche und atmen Sie tief abwechselnd durch Mund und Nase ein. Oder gehen Sie ins nächste Dampfbad – nicht aber in die Sauna.

- Eine Intensivbehandlung mit feuchter Luft ist das Inhalieren. Geben Sie drei bis vier Tropfen Eukalyptusöl, Minzöl oder ein nussgroßes Stück Tigerbalsam oder mentholhaltige Salbe in heißes Wasser, Handtuch über den Kopf und fünf bis zehn Minuten lang unter dem Handtuch tief atmen. Zwischendurch dürfen Sie einmal zum Luftschöpfen herauskommen.
  Vorsicht: Die Öle sollten nicht auf Schleimhäute oder in die Augen gelangen. Waschen Sie sich also gründlich die Hände, nachdem Sie die Salben berührt oder die Schüssel ausgewaschen haben.
- Gurgeln Sie mit warmem Salzwasser.

Bei Husten soll man viel trinken.

Wenn von „viel trinken" die Rede ist, sind natürlich nicht Cola und Kaffee gemeint, sondern heiße Getränke, am besten irgendeiner der zahlreichen Hustentees.

Probieren Sie ruhig mehrere Rezepte durch, bis Sie die Mischung oder die Pflanze gefunden haben, die Ihnen am besten hilft und zusätzlich auch noch schmeckt.

- Thymian ist das Hustenmittel der Wahl, auch bei kleinen Kindern. Thymianextrakt gibt es in Tropfenform in der Apotheke, Thymiantee machen Sie selbst: Nehmen Sie einen halben Teelöffel Thymian auf einen Viertelliter kochendes Wasser, lassen Sie ihn 8 Minuten lang ziehen und trinken Sie ihn dann möglichst heiß. Der würzige Geschmack wird auch von Kindern gern angenommen.

- Über Nacht ansetzen können Sie einen Tee aus Eibischwurzeln, Huflattichblättern, Isländischem Moos, Malve oder Spitzwegerich oder eine Mischung daraus. Fenchel müssen Sie zwar nicht kalt ansetzen, er hilft aber ebenfalls und schmeckt gut - nach Hustenbonbons.

Kalt angesetzter Hustentee

Von Eibischwurzeln, Huflattichblättern, Isländischem Moos, Malve oder Spitzwegerich setzen Sie einen Teelöffel in einem Viertelliter kaltem Wasser an, lassen ihn zwei Stunden ziehen, gießen dann die Kräuter ab und erwärmen die Flüssigkeit vorsichtig auf Trinktemperatur.
Davon trinken Sie ein bis zwei Tassen pro Tag schluckweise.

- Zwiebelsirup ist hoch wirksam und Sie können ihn leicht selbst herstellen:
  Sie hacken eine ganze Zwiebel fein, setzen sie mit 3 Esslöffeln Zucker an und lassen das Ganze einige Minuten mit einem Viertelliter Wasser vorsichtig köcheln. Dann pressen Sie den Sirup aus, füllen ihn in ein Glas mit Schraubverschluss und stellen ihn in den Kühlschrank. Bei Bedarf nehmen Sie drei- bis fünfmal täglich einen Teelöffel davon ein.
- Hustensaft aus Rettich und Kandiszucker machen Sie ebenfalls selbst. Wenn Sie Kin-

der haben, lassen Sie sie daran mitarbeiten und staunen:

Hustensaft aus Rettich und Kandis

Schneiden Sie von einem Rettich das Grüne ab und schnitzen Sie auf einer Seite der Länge nach eine Kerbe hinein. In diese geben Sie Kandiszucker. Der Rettich zieht sofort Saft. Damit Sie möglichst viel Hustensaft erhalten, lassen Sie den Rettich etwas ruhen und stellen ihn dann schräg in ein Glas hinein, sodass der Saft in das Glas ablaufen kann.
Nach jedem Hustenanfall einen Teelöffel davon einnehmen.

- Honig und Zitronensaft sind ein beliebtes Hustenmittel. Honig beruhigt die Schleimhäute, indem er Hals und Atemwege überzieht. Außerdem ist er reich an Kalium. Zitronensaft wirkt adstringierend; er zieht das Gewebe zusammen und verringert dadurch die Entzündung und Schwellung. Außerdem zerteilt er den Schleim und enthält viel Vitamin C.
  Mischen Sie einen Teelöffel naturreinen Honig mit dem Saft einer halben Zitrone. Lassen Sie davon stündlich und nach jedem Hustenanfall einen Teelöffel voll auf der Zunge zergehen.
- Ein weiteres wirksames Hausrezept ist Huflattich-Hustensirup. Huflattich ist ein guter Schleimlöser und fördert das Abhusten. Dieser Hustensirup hilft bei mildem Husten und ist ideal für Kinder – sie lieben ihn.

Huflattich-Hustensirup

Bringen Sie einen Viertelliter Wasser zum Kochen und fügen Sie drei Esslöffel Huflattichblätter hinzu. Lassen Sie diese zehn Minuten lang auf kleiner Flamme ziehen. Gießen Sie sie ab, lassen Sie sie ein wenig abkühlen und geben Sie erst dann einen Esslöffel naturreinen Honig und einen Esslöffel Zitronensaft hinzu. Rühren Sie um, bis sich der Honig gelöst hat. Nehmen Sie so oft wie nötig ein bis zwei Esslöffel davon.
Davon trinken Sie ein bis zwei Tassen pro Tag schluckweise.

- Wenn Sie einen Garten mit eigenen Tannenbäumen haben, sammeln Sie im Mai von den Zweigen, die nicht größer werden sollen, die jungen Triebe, geben Sie sie in ein Glas und füllen Sie drei Esslöffel Zucker da rauf. Die Tannenwipfel ziehen langsam Saft, verfärben sich im Laufe der Zeit braun, können aber im Glas bleiben. Der Tannenwipfelsirup ist hochwirksam und schmeckt auch Kindern - vor allem, wenn sie schon beim Sammeln und Herstellen mitgeholfen haben.
- Auch Wickel helfen bei Husten und Bronchitis: Erwärmen Sie Magerquark auf gute Körperwärme und streichen Sie ihn ca. 1 cm dick direkt auf den Brustkorb. Wickeln Sie den Oberkörper in ein Frotteetuch und lassen Sie den Wickel mindestens eine Stunde, gern auch die ganze Nacht an seinem Platz. Helfen sollen auch heiß-feuchte Zitronenwickel als Brustauflage.

- Zwiebeln ergeben nicht nur einen wirksamen Hustensaft, auch als warme Umschläge auf dem Brustkorb lindern sie den Hustenreiz. Dazu die Zwiebeln klein schneiden, ohne Öl in der Pfanne erwärmen und auf ein Geschirrtuch geben, dieses wie im Wickel um den Brustkorb legen.

Bronchitis ist nicht ansteckend.

Ein hartnäckiger Husten kann leicht in Bronchitis umschlagen. Dabei schmerzt der Brustkorb stark und Sie husten jede Menge Schleim. Aber Bronchitis ist nicht ansteckend. Besonders Kinder sind von Bronchitis öfters betroffen. Wenn möglich, fahren Sie mit ihnen in die Berge. Die sauerstoffreiche Luft und die Flucht aus der kaltfeuchten Nebelzone wird ihnen beim Heilen helfen.

- Wenn der Husten so richtig tief sitzt und beim Husten das untere Brustbein stark schmerzt, kommt die Blitzversion vom guten, alten Schmalzwickel zum Tragen: Erhitzen Sie Öl in der Pfanne, gießen Sie es auf ein zusammengelegtes Taschentuch und legen Sie es auf die schmerzende Stelle, sobald es so weit abgekühlt ist, dass Sie das ohne Verbrennungen aushalten. Schnell ins Bett und zudecken. Wenn Sie nicht sofort vor Erleichterung einschlafen, wiederholen Sie die Prozedur nach einigen Minuten. Als Abwandlung können Sie das mit Öl getränkte Tuch auf die Heizung legen, falls es dadurch warm genug wird.
- *Nicht für Kinder:* Als Rosskur für starke Männer mischen Sie 1/16 Liter Whisky, 1/16

Liter frischen Zitronensaft und 1/4 Teelöffel Cayennepfeffer. Wenn Sie das getrunken haben, gehen Sie sofort ins Bett, packen Sie sich in viele warme Decken ein und schwitzen Sie.

- Für die Seele: Bei hartnäckigem Husten fragen Sie sich ernsthaft: „Wem würde ich eigentlich gern endlich einmal etwas husten?" – und dann fassen Sie sich ein Herz und führen Sie die entsprechenden Gespräche.

Hustenmittel für die Seele

Schnupfen

Ein Schnupfen, darin sind sich alle einig, dauert ohne Behandlung eine gute Woche, wenn Sie ihn dagegen behandeln, neun Tage. Die Behandlung hat also nur den Sinn, dafür zu sorgen, dass der Nasenschleim flüssig bleibt, damit die Nebenhöhleneingänge und die Eustachischen Röhren nicht verstopft werden. Feuchte Luft und viel trinken ist also auch bei Schnupfen die erste Devise.

Drei Tage kommt er, drei Tage steht er, drei Tage geht er.

Zu den Symptomen gehören eine laufende oder verstopfte Nase, Niesen und rinnende Augen. Versuchen Sie, ohne die käuflichen Nasentropfen oder Nasensprays auszukommen, die Erleichterung verschaffen, indem sie die Blutgefäße zusammenziehen und die geschwollenen Schleimhäute schrumpfen lassen. Nach etwa drei Tagen verlieren die Blutgefäße nämlich ihre Fähigkeit, sich zusammenzuziehen, und die Symptome sind schlimmer als zuvor.

Lassen Sie zumindest tagsüber die Finger von Nasensprays! Sie machen alles nur schlimmer!

- Gegen trockene Nasengänge bringen Sie mit einem Wattestäbchen eines der folgenden Mittel auf: Vitamin E (öffnen Sie einfach eine Vitamin-E-Kapsel mit einer Nadel und drücken Sie das Öl heraus), Speiseöl (egal welches, solange Sie seinen Geruch mögen) oder Ringelblumensalbe. Alle drei Mittel sind eine Wohltat für die Schleimhäute.
- Verstopfte Nasen werden durch Inhalieren wieder frei. Nehmen Sie außer dem heißen Wasser mit Kochsalz, Kamille, Pfefferminze, Eukalyptusöl oder Minzöl auch ein Taschentuch mit unter Ihr Handtuch.

Meerrettichwurzeln reiben macht sofort die Nase frei.

- Frisch geriebene Meerrettichwurzeln machen die Nase sofort frei - schon beim Reiben. Sie können sie aber auch als Breiumschlag um den Halsansatz auflegen.
- Um die Nase über Nacht frei zu kriegen, reiben Sie Brust und Rücken mit Minzöl oder weißem Tigerbalsam ein.
- Einige Tropfen Minzöl unter der Nase verteilt, und das Durchatmen fällt wieder leicht. Doch Vorsicht: Eine wunde Nase kann empfindlich auf den Kontakt mit der scharfen Minze reagieren. Geben Sie daher vielleicht das Öl lieber auf ein Taschentuch, das Sie neben oder unter das Kopfkissen legen.
- Tigerbalsam ist ideal, um die Nasengänge freizulegen und die Atmung zu erleichtern. Tragen Sie etwas weißen Tigerbalsam auf die Haut zwischen den Augenbrauen, auf die Schläfen und die Ohrläppchen auf. Achten Sie darauf, dass Sie die empfindlichen

Tigerbalsam auftragen – aber richtig

Tigerbalsam brennt höllisch in den Augen. Verwenden Sie daher zum Einreiben mit Tigerbalsam und ähnlichen Salben einen Finger, mit dem Sie nicht versehentlich Ihre Augen reiben. Sicher sind meist der kleine Finger oder der Ringfinger.

Schleimhäute in Ihrer Nase und Ihre Lippen nicht damit berühren, denn Tigerbalsam ruft innerhalb von fünf bis zehn Minuten nach dem Auftragen ein intensives Wärmegefühl hervor.

Halsschmerzen

Mit einem leichten Kratzen im Hals fängt es an, bald darauf sind die Schleimhäute geschwollen und Beschwerden beim Schlucken kommen dazu. Sie haben Halsschmerzen.

Nach dem Besuch eines wichtigen Heimspiels der Fußballmannschaft haben Halsschmerzen gewissermaßen ihre Berechtigung. Auch bei Lehrern sind sie fast normal. Aber so richtig verbreitet treten sie vor allem zu Beginn der Heizperiode auf. Und dann kann es auch sein, dass sie alles andere als harmlose Wehwehchen sind.

Halsschmerzen können harmlos sein oder auf Röteln, Mumps oder eine Mandelentzündung hinweisen.

Nehmen Sie sie daher nicht auf die leichte Schulter. Wenn Sie außer starken Schluckbeschwerden Fieber von mehr als 38,5 °C, geschwollene Lymphdrüsen und Ohrenschmerzen haben, gehen Sie zum Arzt, um sicher zu sein, dass Sie da weder eine Mandelentzündung noch Röteln noch Mumps ausbrüten.

Die meisten Halsschmerzen sind Symptome einer Virusinfektion und vergehen wie Schnupfen von selbst. Virusinfektionen lassen allerdings die Zahl Ihrer weißen Blutkörperchen sinken, die Krankheitskeime bekämpfen. Daher macht Sie eine Virusinfektion verletzlich für weitere Infektionen.

Sind die Halsschmerzen nach drei Tagen nicht weg, gehen Sie zum Arzt.

Falls Ihr Hals länger als drei Tage lang wehtut, oder falls er – wenn Sie mit einer Taschenlampe in Ihren Rachen leuchten – sehr rot ist, besonders, wenn Sie kleine weiße Tupfen darin haben oder hohes Fieber (39 °C oder mehr) haben, und wenn die Lymphdrüsen am Hals geschwollen sind, dann gehen Sie auf jeden Fall zum Arzt. Denn Eiterherde im Hals breiten sich schnell aus und sind dann gefährlich für den gesamten Organismus. Vorher aber werden Sie aktiv:

- Erster Schritt: Sorgen Sie für ausreichend feuchte Luft und schonen Sie in trockenen Räumen nach Möglichkeit Ihre Stimme.
- Gurgeln mit warmem Salzwasser wirkt adstringierend, das heißt, die Salzlösung bringt das geschwollene, entzündete Gewebe in Ihrem Hals zum Abschwellen. Außerdem zerstört es ganz nebenbei noch die Zellwände von Bakterien, die sich dort einnisten wollten, und tötet sie zuverlässig ab.

  Lösen Sie 1/4 Teelöffel Salz in 1/16 Liter Wasser auf. Gurgeln Sie damit alle zwei bis drei Stunden, insgesamt drei- bis zehnmal hintereinander. Mit klarem Wasser nachspülen.

- Gurgeln können Sie auch mit einem Glas warmem Wasser, in dem ein Esslöffel Honig aufgelöst wurde.
- Auch Vitamin C wirkt adstringierend, zusätzlich erhöht es die Zahl Ihrer weißen Blutkörperchen. Lassen Sie alle ein bis zwei Stunden eine Tablette natürliches Vitamin C (250 bis 500 mg je Tablette) oder reine Ascorbinsäure (100 bis 250 mg) hinten im Hals zergehen. Das machen Sie bis zu sechs Stunden lang. Wenn es brennt oder Ihren Mund reizt, hören Sie damit auf.
- Salbeitee ist nach Salzwasser wohl das bekannteste Hausmittel gegen Halsschmerzen. Die gute Nachricht: Sie müssen ihn nicht trinken, wenn Sie nicht mögen.

Salbeitee

Einige frische oder 1 Teelöffel getrocknete Salbeiblätter mit 1/4 Liter kochendem Wasser aufgießen, 10 Minuten ziehen lassen, abgießen und ein wenig abkühlen lassen.
Mit dem Tee gurgeln Sie einmal pro Stunde oder trinken ihn besonders langsam und behalten ihn vor jedem Schlucken eine Weile im Mund.

Weitere wirksame Gurgelmittel sind:

- 1/2 Teelöffel Wachsbeerenstrauch (den bekommen Sie getrocknet in der Apotheke) und 1/2 Teelöffel Salbei kurz aufkochen, abkühlen lassen und mehrmals täglich damit gurgeln.

- 15 Tropfen Kamillenextrakt in einem Glas Wasser auflösen. Diese Lösung ist zwar nicht sehr schmackhaft, hilft aber. Mehrmals täglich damit gurgeln.
- Für Kinder, die noch nicht gurgeln können, mischen Sie den Salbeitee mit Kamille oder Thymian, süßen ihn mit Honig oder geben frisch gepressten Apfel- oder Zitronensaft hinzu, sodass die Kinder möglichst viel Vitamin C zu sich nehmen, was ihre Infektabwehr steigert.
- Ebenfalls für Kinder ist der Salbei-Fenchel-Tee gedacht, der mit Honig noch dazu sehr gut schmeckt.

Salbei-Fenchel-Tee

Mischen Sie Fenchel und Lungenkraut und bereiten Sie daraus einen Tee im Verhältnis einen Teelöffel auf eine Tasse Wasser. Mit Honig süßen.

- Erhitzen Sie frisch gepressten, naturreinen Apfelsaft und geben Sie etwas Honig dazu.
- Für Holunderblütentee übergießen Sie einen Esslöffel getrocknete Holunderblüten mit einem Viertelliter kochendem Wasser, lassen den Tee 5 Minuten ziehen und trinken ihn in sehr kleinen Schlucken. Falls Sie ihn zusätzlich süßen müssen, verwenden Sie bitte Honig.

- Brombeerwurzeltee. Die Wurzeln und grünen Beeren der Brombeerpflanze, die ebenfalls stark adstringierend wirken, sind ein sehr erfolgreiches Mittel gegen Halsentzündungen.

Brombeerwurzeltee

Bringen Sie einen Dreiviertelliter Wasser zum Kochen und fügen Sie einen Esslöffel Brombeerwurzeln und/oder grüne Brombeeren hinzu. Lassen Sie diese auf kleiner Flamme 20 Minuten lang ziehen, nehmen Sie sie dann vom Feuer und fügen Sie einen Esslöffel Pfefferminze hinzu. Lassen Sie den Tee noch fünf Minuten lang zugedeckt ziehen. Trinken Sie davon, so viel Sie mögen.

- Verquirlen Sie ein Eigelb in lauwarmem Wasser und trinken Sie es.
- Lösen Sie Kandiszucker in Rum auf und nehmen Sie hie und da einen Teelöffel davon.

Wer Halsschmerzen hat, hält sich oft unwillkürlich den Hals und fühlt sich mit einem wärmenden Schal oder Halstuch einfach wohler. Damit ist es jedoch nicht getan. Kein anderer Wickel lässt sich so leicht anlegen und so problemlos wechseln wie ein Wickel um den schmerzenden Hals. Und hier die Rezepte:

- Zwiebelringe rösten Sie kurz an, geben Sie dann auf ein Tuch und machen damit einen Halswickel.

- Apfelessig: Geben Sie zwei bis drei Esslöffel Apfelessig in eine Schüssel mit heißem Wasser, tauchen Sie ein Tuch hinein und wringen Sie es gut aus. Wickeln Sie dieses Tuch so warm wie möglich um den Hals und wickeln Sie ein vorgewärmtes Handtuch oder einen dicken Schal darüber, damit der Wickel nicht so schnell abkühlt.

Über den Wickel selbst gehört ein Schal, der verhindert, dass der Wickel zu rasch abkühlt.

- Hier ist er, der klassische Schmalzwickel: Erhitzen Sie Schmalz in einer Pfanne, tränken Sie ein Leinentuch damit und legen Sie es so heiß wie möglich um den Hals. Auch in diesem Fall wickeln Sie zum Schutz vor zu rascher Abkühlung einen wärmenden Schal oder ein vorgewärmtes Handtuch darum. Am besten ist es, wenn Sie jetzt schlafen gehen und den Wickel über Nacht wirken lassen.
- Es muss nicht unbedingt Schmalz sein, obgleich das besonders gut die Wärme speichert. Auch ein genauso angefertigter Umschlag mit Butter oder heißem Öl bringt Linderung.
- Kartoffeln sind ein guter Wärmespeicher. Optimal wäre es, wenn Sie abends nach dem Gurgeln einen Umschlag aus gekochten, durch die Presse gedrückten oder fein gestampften Kartoffeln umlegen - so warm, wie Sie es gerade aushalten. Darüber gehört wieder ein wärmender Schal zum Schutz vor Auskühlung des Wickels.
- Auch Leinsamen ist ein Hausmittel bei Halsweh. Er eignet sich zum Gurgeln und als Halswickel.

Leinsamenumschlag

Rühren Sie drei Esslöffel Leinsamen in eine Tasse Vollmilch ein und lassen Sie sie im Kühlschrank quellen. Dann geben Sie zwei Tassen Wasser hinzu und kochen die Leinsamenmilch kurz auf. Gießen Sie sie ab, fangen Sie dabei aber die Flüssigkeit auf Damit gurgeln Sie, den Leinsamen dagegen streichen Sie auf ein Geschirrtuch und legen sich dieses als Halswickel um.

- Auch Holunderblüten sind ein wirksamer Umschlag: Legen Sie die Holunderblüten kurz in heiße Milch, dann auf ein Geschirrtuch und um den Hals.
- Manche Menschen finden bei Halsweh einen kalten Wickel angenehmer als Wärme. Dafür tauchen Sie ein Geschirrtuch in kaltes Wasser, drücken es gut aus und wickeln es um den Hals. Als zweite Lage legen Sie einen Wollschal darüber und gehen sofort ins Bett.
- Auch ein Umschlag mit kalter Milch kann erfolgreich sein.

Für die Seele:

Ein wunder Hals tritt häufig auf, wenn jemand Angst hat, die Wahrheit zu sagen. Besonders häufig ist Halsweh bei jungen Leuten, die Angst davor haben, dass sie auf Ablehnung stoßen, wenn sie offen über ihre Überzeugungen sprechen.

Halsschmerzen sind meist ein Zeichen von Angst.

Das können Sie leicht nachvollziehen. Nicht ohne Grund gibt es in unserer Sprache das Bild, dass einem „vor Angst der Hals wie zugeschnürt" sein kann.

Fragen Sie sich selbst bei Halsweh daher immer auch, wovor Sie eigentlich Angst haben. Oft ist ein klärendes Gespräch genauso viel wert wie alle Salbeitees und Schmalzwickel zusammen.

Heiserkeit

Ihre Stimme wird mit einem Mal zittrig, überschlägt sich und bleibt dann völlig weg. Sie bringen ein paar Tage lang keinen Ton heraus und werden noch dazu von vielen Menschen ausgelacht, weil das ach so witzig klingt. Die Ursache für Heiserkeit ist eine Virusinfektion oder eine bakterielle Infektion des Gewebes bei den Stimmbändern, die den Schwingungsmodus stört.

Heiserkeit ist keine Lappalie – Schonung ist angesagt.

In einer Welt der Telefone ist Heiserkeit oder eine Kehlkopfentzündung ein Grund, ins Bett zu gehen oder sich zumindest ein paar Tage Ruhe zu gönnen. Tun Sie es, Heiserkeit ist viel mehr als eine Befindlichkeitsstörung.

- Schonen Sie sich auch körperlich, betreiben Sie also keinen Sport, wenn Sie heiser sind, und fangen Sie nicht an, Fenster zu putzen, weil Sie nun endlich einmal dafür Zeit hätten.
- Legen Sie einen kühlen Quarkwickel an. Entzündungen reagieren gut auf Kühlung.

- Vieles, was bei Husten und Halsschmerzen hilft, schafft auch für Heiserkeit gute Heilungsvoraussetzungen.

Fieber

Fieber ist keine Krankheit - im Gegenteil: Wenn Sie fiebern können, heißt das, dass Ihre körpereigene Abwehr gut funktioniert. Und das ist mehr als nur ein schwacher Trost.

Fieber tritt selten allein auf. Schlechtes Allgemeinbefinden, Frieren oder sogar Schüttelfrost, dann wieder Schwitzen, eine heiße Stirn und ein blasses oder im Gegenteil gerötetes Gesicht kommen dazu.

Fieber kann viele Ursachen haben – klären Sie sie, ehe Sie es behandeln.

Fieber kann eine allergische Reaktion sein oder ein Anzeichen für Überarbeitung. Es kann einhergehen mit Erkältungen und vielen anderen Krankheiten. Ist die Ursache eine Krankheit, dann dienen die höheren Temperaturen von mehr als 38,5 °C dazu, Bakterien und Viren abzutöten.

Benutzen Sie also nicht gleich Medikamente, die das Fieber senken würden, sondern lassen Sie das Immunsystem arbeiten. Nur auf diese Weise bildet es genügend Abwehrstoffe, um den nächsten Angriff der gleichen Viren oder Bakterien von vornherein abwehren zu können.

Fieber tötet Viren und Bakterien ab.

Von Fieber spricht man, wenn die Körpertemperatur - natürlich nicht unmittelbar nach extremer körperlicher Anstrengung gemessen - im Mund 38 °C oder mehr beträgt. Hohes

Wann wird Fieber gefährlich?

Erwachsene sollten bei jedem Fieber über 38,3 °C, das mit einem wunden Hals einhergeht, und bei jedem Fieber über 38,9 °C, das fünf Tage andauert, den Arzt zu Rate ziehen, Kinder bei jedem Fieber über 39,4 °C.

Fieber ist ein Grund für den Anruf beim Arzt. Solange Sie Fieber haben, müssen Sie mehr trinken als sonst, da das Fieber buchstäblich die Feuchtigkeit in Ihrem Körper verbrennt.

Nochmals: Greifen Sie nicht gleich zu Medikamenten. Es gibt natürliche Methoden zur Behandlung von Fieber, die sehr wirksam sind. Die meisten gehen mit Schwitzen einher und werden am besten am Abend vor dem Schlafengehen eingesetzt.

Und so bringen Sie einen Fiebernden zum Schwitzen:

- Salbei-, Knoblauch- und Zitronentee (siehe Seite 44) wird nicht nur erfolgreich zum Abfangen von Grippe eingesetzt und hilft, sie rascher zu vertreiben, er wirkt auch schweißtreibend. Am besten wirkt er, wenn Sie fasten und ihn trinken, solange er heiß ist, mindestens eine Tasse pro Stunde. Bleiben Sie gut zugedeckt im Bett und schwitzen Sie sich aus. Ihre Temperatur mag kurzfristig ansteigen, aber das ist ein gutes Zeichen, wenn Sie dabei auch schwitzen.
- Pfefferminz- und Holunderblütentee ist ein altbewährtes Mittel gegen Fieber, das selten

versagt. Damit es rasch Erfolg haben kann, muss der Tee aber recht stark sein. Normalerweise löst sich die Spannung und das Fieber sinkt innerhalb einiger Stunden oder über Nacht.

Pfefferminz- und Holunderblütentee

Bringen Sie einen halben Liter Wasser zum Kochen und gießen Sie es über vier Esslöffel Pfefferminze und vier Esslöffel Holunderblüten. Bei Kindern unter 10 Jahren nehmen Sie von beiden Kräutern die Hälfte. Lassen Sie den Tee 15 Minuten lang in einem zugedeckten Gefäß ziehen. Gießen Sie ihn ab. Trinken Sie ihn heiß und gehen Sie dann ins Bett.

- Für einen starken Thymiantee überbrühen Sie 2 Teelöffel Thymian mit einem Viertelliter Wasser, lassen den Tee 5 Minuten lang ziehen und trinken ihn mehrmals täglich mit Honig gesüßt in kleinen Schlucken.
- *Für Erwachsene:* Ein Schuss Slibovitz ist Medizin!
- Schneiden Sie Petersilienblätter und -stängel klein und kochen Sie einen Esslöffel davon in einem Viertelliter Wasser gut auf und gießen es ab. Schluckweise trinken.
- Lindenblütentee ist das bekannteste Hausmittel zum Schwitzen. Übergießen Sie 2 Teelöffel getrocknete Lindenblüten mit einem Viertelliter Wasser, lassen Sie sie 10 Minuten ziehen, gießen Sie sie ab und trinken sie mit Honig gesüßt schluckweise. Da Linden-

blütentee eine rasche und starke Wirkung hat, sollten Sie am besten schon im Bett liegen, wenn Sie ihn trinken!

Bei Fieber über 39 °C, das sich zwei Tage lang nicht senken lässt, rufen Sie den Arzt!

Wenn das Fieber 38,9 °C übersteigt, kann man anfangen, es gezielt zu senken.

- Beginnen Sie damit, dass Sie kaltes Wasser auf einen Waschlappen laufen lassen und sich damit die Stirn, Schläfen, Handgelenke und Hände kühlen. Wiederholen Sie dies alle fünf Minuten.
- Wenn dadurch das Fieber nicht heruntergeht, legen Sie sich in eine seichte Badewanne mit mäßig warmem Wasser und spülen Sie abwechselnd verschiedene Teile Ihres Körpers damit ab. Die Verdunstungskälte wird den Wärmeverlust Ihres Körpers beschleunigen.
  Sobald Sie anfangen zu frieren, steigen Sie aus der Wanne, hüllen Sie sich in ein Badetuch, trocknen Sie sich aber nicht ab. Wiederholen Sie die Prozedur, sobald Ihnen nicht mehr kalt ist. Das Badezimmer sollte warm (nicht heiß) und zugfrei sein. Hören Sie damit auf, wenn Ihre Körpertemperatur zu schnell sinkt.
- Wenn Sie Zugang zu einer Farblampe haben, legen Sie sich mit Ihrem Kopf unter blaues Licht. Das sollte Ihr Fieber innerhalb von zehn Minuten senken.
- Wadenwickel senken die Temperatur um 1/2 bis 1 °C. Tränken Sie Geschirrtücher mit lauwarmem Essigwasser (1 bis 2 Esslöffel Obstessig) und legen Sie sie straff und fal-

tenfrei um die Waden. Wickeln Sie dann ein trockenes Handtuch darum und schließlich einen Wollschal. Die Wickel nach einer halben Stunde wieder abnehmen und die Beine gut abtrocknen. Eventuell nach einer Stunde neue Wickel anlegen.

- Bei Kindern bleiben sie aber meist nicht lange an ihrem Platz. Hier helfen Essigsocken: Ziehen Sie dem Kind in Essigwasser getränkte Socken an, ein paar trockene Socken darüber, und wickeln Sie locker ein dickes Handtuch um die Füße - Sie wollen schließlich nicht, dass das ganze Bett feucht wird.

Kinder bekommen bisweilen rasch hohes Fieber über 40,5 °C, und das kann anfallsartige Fieberkrämpfe hervorrufen. Diese können den ganzen Körper oder nur Teile davon befallen. Das Kind wird steif, krampft Zähne und Fäuste zusammen und die Augen rollen nach hinten. Es kann den Atem anhalten, vielleicht blau werden und unkontrolliert Speichel, Urin oder Kot absondern.

Fieberkrämpfe sind für Eltern erschreckend, aber bei Kindern zwischen 6 und 48 Monaten nicht gefährlich.

Obwohl solche Fieberkrämpfe auf Eltern sehr erschreckend wirken, gelten sie bei Kindern, die zwischen sechs Monaten und vier Jahren alt sind, nicht als gefährlich. Man kann ihnen vorbeugend entgegenwirken, wenn man beginnt, das Fieber zu senken, sobald die Temperatur 39 °C übersteigt.

Falls ein Fieberkrampf auftritt, legen Sie das Kind auf die Seite, damit der Speichel abfließen kann. Reinigen Sie den Mund von überschüssigem Speichel oder Resten von Erbrochenem, um die Atmung zu erleichtern. Geben Sie ihm nichts zwischen die Zähne.

Ziehen Sie das Kind aus und wischen Sie es mit nassen, kalten Tüchern ab oder legen Sie es in eine lauwarme Badewanne, um die Körpertemperatur zu senken.

Bei Fieber sollte man sehr viel trinken.

- Wichtig ist auch hier: viel und regelmäßig trinken oder zu trinken geben. Denn beim Schwitzen verliert der Körper sehr viel Flüssigkeit, die unbedingt ersetzt werden muss.
- Mit dem Schwitzen verbunden ist ein erheblicher Salzverlust. Gegen diesen hilft am besten Nudelsuppe.
- Wechseln Sie die Kleidung und benutzen Sie Naturmaterialien, die den Schweiß gut aufsaugen.
- Die Hitze des Körpers muss abgeleitet werden können. Verwenden Sie deshalb keine dicken Decken bei einem fiebernden Kind.
- Achten Sie darauf, dass das Zimmer zugfrei ist.
- Zwingen Sie Ihr Kind nicht zum Essen. Wenn es ihm wieder besser geht, wird es Ihnen früh genug mitteilen, dass es nun einen Bärenhunger hat.

Dreitagesfieber von Babys

Dreitagesfieber ist eine Infektionskrankheit, die ein Herpes-Virus verursacht. Sie tritt meistens in einem Alter zwischen 6 und 36 Monaten auf, die Erreger werden mit der Atemluft übertragen.

Ein bis zwei Wochen nach der Ansteckung bricht hohes Fieber über 39 °C aus, das nach drei bis fünf Tagen plötzlich wieder fällt. Stattdessen bilden sich auf der Haut blassrote, den Röteln ähnelnde Flecken. Sie verschwinden meist ebenfalls nach höchstens drei Tagen.

Dreitagesfieber ist eine Herpes-Infektion, die mit der Atemluft übertragen wird.

Sie können das Fieber mit einem der oben beschriebenen Mittel senken, sobald es über 39 °C ansteigt. Geht es Ihrem kleinen Patienten schlecht oder leidet er an Fieberkrämpfen, ziehen Sie einen Arzt hinzu.

Kopf- und Gliederschmerzen

Kopf- und Gliederschmerzen als Begleiterscheinung eines Schnupfens sind ein untrügliches Anzeichen dafür, dass man sich eine ausgewachsene Grippe zugezogen hat. Wie der Schnupfen ist sie eine Virusinfektion, beide dringen über die Atemwege in den Körper ein, aber ein Schnupfen bleibt auf den Bereich der Atemwege beschränkt, während sich eine Grippe in den ganzen Körper ausbreitet und dann zum Beispiel in Gestalt der charakteristischen Gliederschmerzen bemerkbar macht.

Eine Grippe zeigt sich in starken Kopf- und Gliederschmerzen.

Die Symptome sind zunächst ähnlich wie bei einer einfachen Erkältung. Im weiteren Verlauf werden sie jedoch stärker. Typisch für die Grippe ist vor allem ein rascher und höherer Fieberanstieg auf bis zu 39 °C, eventuell verbunden mit Schüttelfrost, den erwähnten starken Kopf- oder Gliederschmerzen und dem Gefühl der Abgeschlagenheit und Erschöpfung. Bisweilen kommt es in zweiter Linie zu Folgeerscheinungen wie Lungen- oder Herzmuskelentzündungen.

Bei Grippe helfen die gleichen Hausmittel wie bei Erkältungen.

Die Behandlung der Symptome ist die gleiche wie bei einer Erkältung - deshalb ist die Grippe hier auch nicht eigens herausgehoben. Vorbeugen kann man durch Stärkung des Immunsystems oder mit einer Grippeimpfung zu Beginn des Herbstes - diese wird vor allem älteren Menschen empfohlen.

Ohrenschmerzen

Ohrenschmerzen tun zwar weh, sind aber kein Wehwehchen, obgleich es eine Menge guter Hausmittel gibt, mit denen man sie erfolgreich behandeln kann. Wichtig ist, sie überhaupt zu behandeln. Übergangene Entzündungen der Ohren können das Hörvermögen beeinträchtigen.

Erwachsene haben kein Problem damit, zu spüren, dass sie an Ohrenschmerzen leiden. Schwieriger wird das bei kleinen Kindern und Babys, die ihre Ohrenschmerzen noch nicht so direkt lokalisieren oder mitteilen können.

Bei ihnen erkennt man diese vor allem daran, dass sie viel schreien, Fieber haben, Näseln, unruhig sind, den Kopf immer wieder hin und her wälzen und sich häufig ans Ohr greifen. Vielleicht ist ihr Gehörgang gerötet, vielleicht tritt aus dem Ohr Flüssigkeit aus, vielleicht müssen sie sich erbrechen oder hören einfach schlecht.

Ohrenschmerzen können verschiedene Ursachen und Erscheinungsformen haben:

Für Ohrenschmerzen gibt es verschiedene Ursachen. Nehmen Sie sie ernst!

Sie können eine Begleiterscheinung einer Erkältung bilden - Flugreisende können davon ein Liedlein singen, wenn sie erkältet sind oder eine verstopfte Nase haben. Ursache der Schmerzen ist der Druckunterschied am Trommelfell, der durch die Eustachische Röhre ausgeglichen werden muss.

Sie können auf das äußere Ohr beschränkt sein und mit Juckreiz und Brennen einhergehen - das so genannte Schwimmerohr. Das Ohrläppchen zu bewegen, kann bei dieser Entzündung des äußeren Gehörgangs schmerzhaft sein. Sie tritt oft nach dem Schwimmen auf, wenn man die Ohren voll Wasser hat. Das Schwimmerohr kann sich zu einer ernsthafteren Bakterieninfektion auswachsen.

Eine weitere Form von Ohrenschmerzen ist die nichtbakterielle Mittelohrentzündung. Normalerweise ist sie mit einem Gefühl der Völle im Ohr und vorübergehendem Gehörverlust verbunden. Diese Symptome können zu Hause behandelt werden, sofern sie nicht länger als zehn Tage anhalten.

Ohrenschmerzen treten meist auf, wenn die Verbindung zwischen Mittelohr und dem inneren Teil der Nase verstopft ist. Sie bekommen diese Verbindung, die so genannten Eustachischen Röhren, wieder frei, indem Sie abschwellende Nasentropfen einsetzen und inhalieren.

Wenn jemand zu immer wiederkehrenden Ohrentzündungen neigt, sollten Sie schon bei den ersten Anzeichen auf altbewährte Hausmittel zurückgreifen und die Entzündung schon im Keim ersticken.

- Erster Schritt ist, dass Sie sich die Nase richtig putzen. Halten Sie sich beim Niesen keinesfalls die Nase zu, sonst können dabei Bakterien in die Ohren gedrückt werden und Sie werden immer wieder mit Ohrenschmerzen zu tun haben.
- Kräftig schlucken hilft, die Eustachische Röhre zu öffnen; das nimmt den Druck von dem inneren Ohr.
- Ein Ohrwickel mit Zwiebel wirkt entzündungshemmend und schmerzlindernd.

Zwiebelauflage aufs Ohr

Schneiden Sie eine rohe Zwiebel klein, legen Sie sie in ein Taschentuch und nähen Sie dieses mit ein paar Stichen zu einem Säckchen zusammen. Kneten Sie die Masse im Tuch durch und wärmen Sie sie etwas an, legen Sie das Päckchen dann auf das Ohr und befestigen Sie es mit einem Tuch oder Schal. Es kann helfen, das Gesicht zusätzlich auf eine angenehm warme Wärmflasche zu betten. Den Wickel etwa 20 Minuten einwirken lassen. Bei Bedarf alle zwei Stunden wiederholen.

- Ebenso empfohlen wird ein Kartoffelwickel mit gekochten, zerdrückten Kartoffeln, die so heiß wie möglich, in ein Taschentuch gewickelt, ans Ohr gehalten werden.

- Bei Ohrenschmerzen hilft auch ein Petersilienpflaster: Zerdrücken Sie eine große Hand voll frische Petersilie, schlagen Sie sie in etwas Mull oder Gaze ein und legen Sie dieses Päckchen sofort auf das Ohr. Decken Sie es mit einem Schal ab und lassen Sie es längere Zeit einwirken.
- Ein kleines Dinkelspelzen- oder Kirschkernkissen eignet sich hervorragend als wärmende Auflage bei Ohrenschmerzen bei Erwachsenen.
- Süßes Öl ist ein altes Hausmittel, das die Durchlässigkeit des Trommelfells umkehrt und die Infektion herauszieht.
  Geben Sie 1/4 Teelöffel Zucker und 1/4 Teelöffel Oliven- oder Pflanzenöl auf einen Teelöffel. Erhitzen Sie diesen über einer Kerze oder einem Streichholz, bis das Öl warm – jedoch nicht heiß! – ist. Geben Sie es mit Hilfe einer Pipette in das Ohr, wie im Kasten beschrieben, und verschließen Sie das Ohr

Damit Ohrentropfen gut ankommen

Wenn Sie jemandem Ohrentropfen ins Ohr geben, soll derjenige sich auf den Bauch legen, den Kopf auf die Seite gelegt, das schmerzende Ohr nach oben. Tropfen Sie die Ohren langsam entlang der Wand des Gehörgangs ein, sodass die Luft im gleichen Maße entweichen kann, wie die Tropfen hereinkommen. Sollte Luft unter den Tropfen eingeschlossen werden, gelangen die Tropfen nicht ins Ohr. Ist dies der Fall, ziehen Sie das Ohrläppchen etwas nach unten.

mit etwas Watte. Entfernen Sie diese nach 12 Stunden und wiederholen Sie den Vorgang nötigenfalls 12 Stunden später.

- Schälen Sie eine Knoblauchzehe, halbieren Sie sie, tauchen Sie sie in Öl und stecken Sie sie gleich hinter den Tragus (das ist der vordere kleine Hautlappen). Versuchen Sie aber auf keinen Fall, den Knoblauch tiefer in das Ohr hineinzuschieben. Lassen Sie ihn über Nacht da stecken – doch entfernen Sie ihn, sobald er zu stören beginnt.
- Königskerzenöl wird mit einer Pipette ins Ohr getropft. Sie bekommen es in Kräuter- und Reformhäusern oder machen es selbst: Sammeln Sie die gelben Blüten der Königskerze und stopfen Sie sie fest in ein Marmeladenglas. Stellen Sie das Glas zwei Tage lang in die Sonne. Die Blüten sollten dabei Öl absondern. Gießen Sie es ab und bewahren Sie es gut verschlossen im Kühlschrank auf.

Für die Seele

Auch hinter Ohrenschmerzen stecken oft genug seelische Ursachen.

Die Ohren regieren Ihre Fähigkeit zuzuhören. Ohrenprobleme weisen oft auf einen Wunsch hin, jemanden auszusperren oder etwas nicht (schon wieder) hören zu müssen.

Es ist also keine abwegige Spielerei, wenn Sie sich bei Ohrenschmerzen fragen, wovor Sie da die Ohren verschließen, während Sie Ihre Watte in das Ohr stecken, in das Sie zuvor süßes Öl geträufelt haben. Vielleicht ist die Antwort für Sie sogar recht erhellend!

Wann müssen Sie zum Arzt?

- Wenn das Ohr sehr schmerzhaft ist oder wenn der Schmerz nicht innerhalb von ein paar Stunden auf die Behandlung anspricht. Ohrenschmerzen können auf eine Mittelohrentzündung hinweisen, die ziemlich ernst werden kann.
- Wenn Blut oder Eiter aus dem Ohr kommt.
- Wenn Ohrenschmerzen nach einer Erkältung auftreten.
- Wenn der Gehörverlust länger als 10 Tage andauert.
- Wenn Sie mehr als 38,9 °C Fieber haben.
- Wenn Sie Ihr Kinn nicht ohne Schmerzen auf Ihre Brust legen können.
- Schwindelgefühl oder ein gestörter Gleichgewichtssinn könnten Hinweise auf Probleme des Innenohres sein.
- Vorsicht ist bei stechendem Schmerz in den Ohren angesagt: das Trommelfell könnte geplatzt sein.

Mittelohrentzündung

Mittelohrentzündungen sind bei Kindern recht häufig. Sie beginnen meist mit einer Erkältung, gefolgt von Verstopfung und einem Anschwellen der Schleimhautauskleidung des Mittelohres.

Dann füllt sich der Hohlraum mit dem Ausfluss und das Trommelfell mag sich ausbeulen. Das Kind kann zunächst Schmerzen haben, oder es ist ihm heiß, oder es hat das Gefühl, sein Ohr sei voll und es höre alles so dumpf. Später werden die Schmerzen stärker, das Kind hört immer schlechter und fühlt sich allgemein krank.

Bei ganz kleinen Kindern und Babys erkennen Sie Ohrenschmerzen daran, dass die Hand oft zum Ohr wandert oder das Kind seinen Kopf von der einen Seite auf die andere rollt oder schreit, wenn Sie gegen das Ohr von vorn oder hinten drücken. Wenn der Ausfluss eitrig wird, kann das Trommelfell reißen, was in einem Verlust des Hörvermögens enden kann. Allerdings wird das Trommelfell meist von selbst wieder heilen, sei es teilweise oder vollständig.

Bei Mittelohrentzündung gibt es wirksame Alternativen zu Antibiotika.

Die übliche medizinische Behandlung sind Antibiotika und abschwellende Mittel, schwere Geschütze also, die den Menschen stark geschwächt zurücklassen. Die gute Nachricht ist: Sie sind gar nicht nötig. Mit homöopathischen Mitteln lassen sich hier ebenso gute Erfolge erzielen wie mit Akupressur.

Kinder reagieren meist sehr gut auf diese Behandlung, vor allem, wenn ihnen klar wird, dass sie dann keine Medikamente mehr nehmen müssen, und manche spüren direkt, wie ihr Ohr während oder kurz nach der ersten Behandlung frei wird und abläuft. Drücken Sie mit Ihrer Fingerspitze (nicht mit dem Nagel) sanft und mehrmals auf die nachfolgend angegebenen Punkte. Wenn das wehtut, machen Sie es noch sanfter. Wenn Sie ein Kleinkind behandeln, haben Sie oft das Gefühl, dass Sie so wenig tun, dass das unmöglich wirken kann – doch keine Sorge, es wirkt.

Mit ganz sanfter Akupressur erreichen Sie unglaubliche Erfolge.

Um dem kleinen Patienten die Angst zu nehmen, können Sie erst an einem anderen Kind, das keine Mittelohrentzündung hat, das Klopfen zeigen. Dem gesunden Kind schadet es in keiner Weise. Lassen Sie die Kinder mit Ihnen bis 20 zählen, während Sie sie behandeln. Machen Sie ein liebevolles Ritual aus der Behandlung, nehmen Sie sich viel Zeit - allein Mutters ganze Zuwendung oder Vaters volle Aufmerksamkeit bringt schon die Heilung in Gang.

Machen Sie aus der Behandlung ein Spiel.

Bei Mittelohrentzündungen werden ganz bestimmte Akupressurpunkte benutzt. Es schadet nichts, wenn Sie die falsche Stelle erwischen, aber wenn Sie die richtige treffen, werden die Ergebnisse am besten sein.

Und so finden Sie die Akupressurpunkte:

T21 ist der Punkt genau vor dem Ohr, in einer Höhe mit dem oberen Rand des Tragus (der kleine fleischige Hautlappen vor der Mitte des Gehörgangs), in einer kleinen Vertiefung, die sich füllt, wenn die Zähne zusammengebissen werden. Die genaue Bezeichnung lautet Triple Warmer 21, Erh Men, Tor des Ohres.

Si19 liegt genau unter T21, vor dem Ohr, in einer Höhe mit der Mitte des Tragus. Dies ist Small intestine 19, T'ing Kung, Palast des Hörens.

G2 liegt genau unter Si19, vor dem Ohr, etwas unterhalb des unteren Tragus-Endes. Dies ist Galle 2, Ting Jui, Hören - Treffen.

T17 ist der Punkt gleich hinter dem Ohrläppchen und vor dem unteren Ende des Processus mastoideus und mit diesem in gleicher Höhe. Das ist ein Knochen gleich hinter dem Ohr, der die Form eines auf der Spitze stehenden Dreiecks hat. Seine Spitze liegt in einer Höhe mit dem Ansatz des Ohrläppchens. Der Punkt davor heißt Triple Warmer 17, I Feng, Windschutzscheibe.

G12 können Sie vom Processus mastoideus ausgehend ertasten. Fahren Sie mit dem Finger das Dreieck entlang der Rückseite des Knochens hinauf und Sie spüren gleich oberhalb der Spitze eine kleine Vertiefung. Dies ist Galle 12, Wan Ku, Flüsternde Schale.

Es ist nicht schlimm, wenn Sie daneben tippen.

- Am ersten Tag der Behandlung üben Sie sanften Druck mit Ihrer Fingerspitze auf T21, G2 und G12 aus. Das Kind wird wahrscheinlich sofort das Gefühl haben, dass sein Ohr ausläuft.
- Am zweiten Tag tippen Sie sanft auf Si19 und T17. Sollte innerhalb von 48 Stunden keine Besserung eintreten, wird diese Behandlung wahrscheinlich keinen Erfolg haben; es ist dann das Beste, die konventionelle Behandlung einzusetzen.
- Wenn aber eine Besserung eintritt, kehren Sie am dritten Tag wieder zu den Punkten T21, G2 und G12 zurück.

Bis zum vierten Tag werden die meisten Symptome verschwunden sein, doch setzen Sie diese Behandlung sicherheitshalber fort, bis das Gehör in vollem Ausmaß wiederhergestellt ist. Das kann eine Woche oder länger dauern. Schließen Sie in der Woche nach der letzten Behandlung noch zwei Behandlungen an, denn es ist am besten, langsam aufzuhören.

Gehen Sie abschließend zur Kontrolle zum Arzt.

Lassen Sie die Ohren des Kindes von einem Arzt untersuchen, um sicherzugehen, dass sie vollständig verheilt sind. Es sollte keine Beeinträchtigung des Hörvermögens (vergleichen Sie beide Seiten miteinander, indem sie eine tickende Uhr in verschiedene Entfernung von den Ohren halten), kein Fieber, keine Schmerzen, kein Klingeln in den Ohren und kein Schwindelgefühl mehr vorliegen.

- Sonnenhut (Echinacea) hilft besonders gut gegen Entzündungen, denn er fördert eine rasche Heilung und ist auch antiseptisch wirksam. Die einfachste Art, Sonnenhut einzunehmen, ist folgende: Man kauft die Tinktur fertig in der Apotheke und nimmt viermal täglich 10 Tropfen in einem kleinen Glas Wasser oder Saft ein. Oder verwenden Sie den Sirup gemäß folgendem Rezept:

Sonnenhut-Sirup

Bringen Sie 3/8 Liter Wasser zum Kochen. Fügen Sie 4 Esslöffel getrocknete Sonnenhutwurzeln (oder 1/2 Becher frische Wurzeln) hinzu und lassen Sie sie auf kleiner Flamme 20 Minuten ziehen. Nehmen Sie sie vom Feuer, fügen Sie 2 bis 3 Esslöffel frische Pfefferminze hinzu, lassen Sie alles nochmals 5 Minuten ziehen und gießen Sie die Kräuter dann ab. Süßen Sie den Tee mit Honig nach Geschmack.

Erwachsene sollten davon dreimal täglich ein bis zwei Esslöffel nehmen, bis die Entzündung abklingt. Die Dosis für Kinder unter drei Jahren ist 1/4 Teelöffel dreimal täglich, Kinder unter 10 Jahren sollten dreimal täglich einen Teelöffel einnehmen.

Falls Sie zu den Menschen gehören, die von diesem Mittel Magenschmerzen bekommen, nehmen Sie es nicht mehr.

Bewährt sind bei Mittelohrentzündung auch:

- Königskerzenöl (siehe Seite 72).
- Olivenöl (kalt gepresst) in der Hand erwärmen. Ein Wattestäbchen ins Öl tauchen, und das Ohr damit ausputzen. Es soll etwas Olivenöl im Ohr verbleiben. Die Schmerzen lassen schon nach einigen Minuten nach.

Juckende Ohren

Beim Schwimmerohr hilft Vitamin A, Apfelessig oder Isopropylalkohol.

Juckende Ohren können ein Anzeichen des so genannten Schwimmerohrs sein (siehe Seite 69). Dagegen helfen einige Mittel, die Sie zum Teil in der Apotheke besorgen müssen. Wie Sie sie gut ins Ohr hinein bekommen, ist auf Seite 71 beschrieben.

- Stechen Sie eine Vitamin-A-Kapsel mit einer Nadel an und drücken Sie den Inhalt einer Kapsel in jedes Ohr. Bei Bedarf können Sie diese Behandlung täglich wiederholen.
- Nehmen Sie eine Pipette und füllen Sie das Ohr mit 100%igem Isopropylalkohol. Lassen Sie ihn nach 20 bis 30 Sekunden abfließen. Er trocknet das Ohr sofort aus.
- Nehmen Sie eine Pipette und füllen Sie das Ohr mit Apfelessig. Lassen Sie ihn nach 20 bis 30 Sekunden abfließen.

Verstopfte Ohren

Wenn jemand über ein Völlegefühl in den Ohren klagt oder wenn er schlechter hört als üblich, nehmen Sie eine feine Taschenlampe und versuchen Sie, in das Ohr zu sehen. Es kann sein, dass das Ohr voller Ohrenschmalz ist.

„Stecken Sie nichts ins Ohr, das kleiner ist als ein Ellbogen!“

Ohrenschmalz fließt normalerweise von selbst ab. Es filtert Staub und hält das Ohr sauber. Wer regelmäßig in seine Ohren mit Wattestäbchen hineinfährt, um sie zu reinigen, kann jedoch ganz im Gegenteil das Ohrenschmalz fest gegen das Trommelfell drücken. Ein Pfropf aus Ohrenschmalz kann sich allerdings auch ohne Wattestäbchen bilden.

Das Beste ist, Ohrenschmalz ganz in Ruhe zu lassen, sofern es nicht anfängt zu stören oder verkrustet oder schwarz wird oder zu verringertem Hörvermögen führt. Sollte eines davon bei Ihnen der Fall sein, hilft Ihnen wahrscheinlich eines der folgenden bewährten Hausmittel:

- Warmes Knoblauchöl und eine Wärmflasche weichen Ohrenschmalz auf und lassen es ablaufen. Kapseln mit Knoblauchöl bekommen Sie im Reformhaus oder in der Apotheke. Stechen Sie eine oder zwei dieser Kapseln an und drücken Sie den Inhalt auf einen Teelöffel. Halten Sie den Teelöffel vorsichtig über eine Kerze oder ein Streichholz, bis das Öl warm, aber nicht heiß ist. Saugen Sie das Öl nun mit einer Pipette auf und träufeln Sie es wie auf Seite 71 beschrieben ins Ohr. Dazu sollte der Patient auf der Seite liegen und nun noch eine Viertelstunde lang so liegen bleiben, damit das Öl einwirken kann. Inzwischen bereiten

Sie eine Wärmflasche vor, die halb voll sein soll. Dann soll er den Kopf auf die andere Seite drehen und ein Papiertaschentuch oder ein Stück Stoff unter das Ohr legen, damit das Ohrenschmalz darauf ablaufen kann. Darunter kommt die Wärmflasche, deren Wärme das Ohrenschmalz erweicht, sodass es leichter ablaufen kann. Planen Sie dafür ebenfalls etwa 15 Minuten ein.

- Wärmen Sie einen Teelöffel voll Olivenöl an wie oben beschrieben und träufeln Sie es ins Ohr. Mindestens eine Viertelstunde sollten Sie es einwirken lassen, dann Kopf drehen wie beim Knoblauchöl - oder lassen Sie es über Nacht drin und verschließen Sie das Ohr mit einem Stück Watte.

Den Knoblauch keinesfalls tiefer ins Ohr hinein stecken!

- Sie können auch einfach eine Knoblauchzehe ganz vorn ins Ohr klemmen, wie auf Seite 72 beschrieben.

Schmerzen

Ein eigenes Kapitel über Schmerzen hier einzufügen, nachdem im Abschnitt Erkältungen bereits Halsschmerzen, Kopf- und Gliederschmerzen und Ohrenschmerzen behandelt wurden, bedarf einer Erklärung.

Schmerzen sind eine Begleiterscheinung vieler Verletzungen, Krankheiten und Leiden. Und wenn im Kapitel über Verletzungen die Wundversorgung im Vordergrund stand und im Kapitel über Erkältungen die Behandlung der Erkältungssymptome, so kamen dabei die reinen Schmerzen zu kurz.

Hals- und Ohrenschmerzen siehe unter Erkältungen.

Schmerzen sind grundsätzlich wertvolle Alarmsignale des Körpers. Sie weisen auf Störungen hin und bewahren uns oft genug vor zusätzlichem, vermeidbarem Schaden. Das ist die eine Seite der Medaille.

Die andere Seite lautet schlicht: Wir brauchen diese Hinweise auf Störungen nicht so lange und schmerzhaft, wie unsere Nerven die Schmerzsignale senden. Haben wir uns einen Zahn abgebrochen, so können die Schmerzen uns tagelang ständig darauf hinweisen – bis die Wunde eben versorgt ist. Haben wir eine

Schmerzen sind ein wichtiges Warnsignal.

Venenentzündung, eine chronische Arthrose, Arthritis, Gicht oder was auch immer, so können die Schmerzen, die uns darauf ständig hinweisen, ganz schön lästig werden. Und das ist der Moment, in dem wir sie abstellen wollen.

Vorsicht mit Schmerzmitteln: Ihre Niere verkraftet sie nicht unbegrenzt!

Gegen Schmerzen warf man früher eine Schmerztablette ein, vielleicht auch zwei. Heute ist man vorsichtiger. Ihre Niere - sofern sie gesund ist - verträgt im ganzen Leben ein Kilo Schmerztabletten. Im ganzen Leben ein Kilo, danach sind Sie ein Fall für die Dialyse. Und damit in bester Gesellschaft.

Rechnen Sie sich das einmal auf Ihre noch kommende Lebenserwartung um - und dann kalkulieren Sie ein, dass Sie möglicherweise irgendwann zur Blutverflüssigung täglich eine oder mehrere Aspirintabletten nehmen müssen. Wie viele Schmerztabletten haben Sie schon auf Ihrer Niere liegen?

Eine Alternative zu finden, scheint also dringend angeraten. Allerdings - und das ist der Haken - werden die folgenden Tipps nur in den seltensten Fällen auch bei der chronischen Arthrose, Arthritis, Gicht und was auch immer zuverlässig helfen. Leider.

Wir sind Körper, Geist und Seele

Wir haben uns angewöhnt, den Menschen als Einheit aus Körper, Geist und Seele zu betrachten, und werfen der Schulmedizin vor, dass sie das viel zu wenig tut. Aber selbst?

Stellen Sie sich bitte nur einmal vor, Sie stolpern über eine Teppichkante, fallen hin und prallen mit dem Kopf gegen den Couchtisch. Oder Sie laufen zum klingelnden Telefon und treten mit voller Wucht mit der kleinen Zehe gegen die offene Zimmertürkante. Au.

Was tun Sie nach einer solchen Verletzung? Sie behandeln Ihren Körper. In beiden Fällen am besten mit einer kalten Kompresse. Und Ihren Geist? Und Ihre Seele?

Wer behandelt nach einer Verletzung schon seine verletzte Seele?

Schmerzen und sogar Unfälle treten oft auf, wenn Sie gerade unter Stress stehen – besonders wenn Sie Stress wegen einer Liebesbeziehung haben. Wenn Sie sich nicht liebenswert fühlen, werden Sie sich mit höherer Wahrscheinlichkeit überarbeiten oder in eine gefährliche Situation begeben. Wenn Sie durch das Leben oder die Liebe verletzt wurden, bieten Ihnen körperliche Schmerzen oder gar ein „Unfall" einen guten Grund zum Klagen oder sogar zum Weinen.

Sparen Sie sich den Ärger. Wenn Sie verletzt wurden, dann ziehen Sie sich zurück und heulen Sie sich richtig aus. Oder suchen Sie sich einen Freund, an dessen breiter Schulter Sie sich ausweinen können.

Halten Sie nicht die Ohren steif. Denn der Schmerz, den Sie damit jetzt verdecken, geht tief in Ihren Körper hinein und wird Wochen oder Jahre später als irgendeine Krankheit oder als „Unfall" wieder hervorkommen. Anerkennen Sie Ihren Schmerz und Kummer. Geben Sie Ihren Gefühlen ihren gebührenden Platz.

Geben Sie Schmerz und Kummer genug Raum.

Vergessen Sie bei allen Beschwerden Geist und Seele nicht. Unser Körper ist voll mit unbehandelten geistigen und seelischen Wunden. Doch wenn wir stets nur die körperlichen Symptome einer Verletzung behandeln, ist das eigentlich kein Wunder.

Hilfe für Körper und Seele

Die folgende Auswahl wird Ihnen einfache Mittel gegen Schmerzen an die Hand geben, die Ihnen in erster Linie dabei helfen, die Muskelverspannung abzubauen, die mit Überarbeitung, Überbelastung, Spannung und Überforderung einhergeht.

- Bei allgemeinen Schmerzen benutzen Sie Ihre Wärmflasche oder ein Heizkissen.
- Eine gute Massage oder Sauna kann herrlich entspannend wirken.

Baden baut Muskelverspannungen ab.

- Gehen Sie in die Badewanne. Nach einer heißen Suppe ist sie das Allheilmittel Nummer zwei gegen alle Arten von Schmerzen und Wehwehchen. Nicht ohne Grund spricht man heute vom Wellness-Spa zu Hause, um ein gemütliches Badezimmer zu beschreiben.
- Ein kühles Bad regt Ihren Kreislauf an, steigert Ihr Wohlbefinden und gibt Ihnen einen Schuss frischer Kraft. Lassen Sie nach dem heißen Bad ein paar Zentimeter warmes Wasser aus der Wanne ablaufen und stattdessen kaltes Wasser zulaufen, bis Ihr Bad erträglich kühl wird. Lassen Sie immer wie-

der warmes Wasser ab- und kaltes Wasser zulaufen, bis Sie an Ihre Kältegrenze kommen. Dann bleiben Sie kurz im kühlen Wasser sitzen, steigen Sie aus der Wanne und rubbeln Sie sich kräftig mit einem Handtuch ab.

- Wenn Sie für all dies wirklich keine Zeit haben, können Sie dasselbe unter der Dusche durchführen. Fangen Sie mit einer warmen Dusche an und drehen Sie allmählich das heiße Wasser zurück. Lassen Sie sich das kühle Wasser über den Rücken und den Kopf laufen (und heldenmütig auch über Ihre Brust - oder ist es bei Ihnen umgekehrt?). Dann drehen Sie das heiße Wasser weiter zurück und duschen sich mit dem etwas kälteren Wasser ab.
- Lassen Sie diese kalten Bäder zur Gewohnheit werden. Mit der Zeit werden Sie wahrscheinlich feststellen, dass Ihnen kaltes Wasser immer weniger ausmacht, und Sie werden anfangen, diese kalten Bäder oder Duschen als Energiequelle zu genießen.

Kalte Duschen und Bäder sind eine wahre Energiequelle. Denken Sie an ein Bad im Meer.

- Wenn der Schmerz örtlich begrenzt auftritt, können Sie auch lediglich den betroffenen Körperteil in ein Waschbecken tauchen. Tauchen Sie ihn zehn Minuten lang in kaltes Wasser, dann drei bis fünf Minuten lang in heißes Wasser. Wenn Sie möchten, können Sie dieses mehrmals wiederholen.
- Denken Sie an Kleopatra oder eine Filmdiva. Was ist das, worin sich für uns ihr Luxusleben am meisten zeigt? Im duftenden Schaumbad, in das sie mit spitzem, gepflegtem Fuß steigt. Das können Sie auch.

- Wenn Sie Schmerzen haben, schreit Ihr Körper nach Aufmerksamkeit. Und die geben Sie ihm, denn Sie sind der einzige Mensch, der ganz genau weiß, wie Sie jetzt verwöhnt werden wollen. Gönnen Sie sich ein Kräuterbad. Dieses herrlich duftende Bad ist eine wunderbare Methode zum Abbau von allgemeinen Schmerzen und Beschwerden, Muskelkrämpfen, Spannungen, Schlaflosigkeit und Kopfschmerzen – und es beugt gleichzeitig dem Muskelkater und den blauen Flecken vor, die manchmal mit Rolfing und anderen Arten der Tiefenmassage einhergehen. Normalerweise rechnet man 25 Minuten für dieses Bad, es sei denn, Sie wollen in der Badewanne schlafen.

Kräuterbad

Bringen Sie einen Liter Wasser zum Kochen, nehmen Sie es vom Feuer und fügen Sie vier gehäufte Esslöffel Lindenblüten und zwei gehäufte Esslöffel Rosmarinblätter hinzu. Decken Sie das Gefäß zu und lassen Sie diese Mischung zehn Minuten lang ziehen. Gießen Sie sie ab und geben Sie sie in Ihr Badewasser.

Hilfe für Körper und Geist

Eine wirksame Strategie bei Schmerzen und Wunden aller Art ist Arnika in homöopathischer Form. Vor allem Kinder, die jemals die Wirksamkeit homöopathischer Globuli erleben durften, sprechen darauf wunderbar an: Je nach Stärke der Verletzung geben Sie ihnen 5 bis 10 Globuli Arnika C200, die sie einzeln nacheinander unter die Zunge legen sollen. Machen Sie ein kleines Ritual daraus, damit die Kinder beschäftigt und von ihren Schmerzen abgelenkt sind. Wenn ein Kügelchen zergangen ist, darf das nächste genommen werden. Schaden können sie keinesfalls.

Balsam für Geist und Seele

Ein großartiges Mittel, das Helfern und Patienten bei allen Unfällen, Verletzungen und sonstigen Katastrophen hilft, ist die Bach-Blüten-Mischung Rescue. Sie sorgt dafür, dass sich hektische Mütter beruhigen, dass hysterische Kinder rascher wieder ansprechbar werden und dass Helfer ihren klaren Kopf behalten. Schaden können Rescue-Tropfen keinesfalls und auch für die Rescue-Salbe gibt es eine Unzahl an sinnvollen Anwendungen.

Bach-Blüten stellen auf seelischer Ebene den Normalzustand wieder her.

Ablenkung für Nervenzellen

Trost ist ein zweischneidiges Schwert, bringt er die Tränen doch oft genug erst richtig zum Fließen. Andererseits tut er aber soo gut. Und wer weiß, ob es nicht mangelnde Aufmerksamkeit war, die den Unfall erst herbeigeführt hat? (Natürlich war es das, sonst hätten Sie die Teppichkante, die offene Tür ja nicht übersehen.

In den Arm genommen werden ist manchmal wertvoller als eine kalte Kompresse.

Aber das spielt sich auf einer anderen Ebene ab.)

Besonders bei Kindern hat man oft den Eindruck, dass ihnen mit Trost, mit in den Arm nehmen und sanft schaukeln und ihnen ruhig zureden schon viel geholfen ist. Das ist viel wichtiger, als eine vorschriftsmäßige kalte Kompresse zu basteln.

Wie machten das unsere Großmütter? Sie nahmen uns in den Arm, streichelten die Umgebung der verletzten Stelle, bei einer Prellung gaben sie Spucke drauf und bliesen drüber, man sang gemeinsam „Heile, heile Segen", vielleicht auch zweimal, und dann war es schon viel besser.

Großmutters Heilsegen hatte seine Berechtigung.

Das Schönste daran ist: Das war keine Einbildung, sondern es war tatsächlich besser. Warum?

Schmerzen werden über Nervenbahnen weitergeleitet, und erst wenn sie im Gehirn angekommen sind, spüren wir sie. Wenn wir dafür sorgen, dass die Schmerzweiterleitung von der schmerzenden Stelle nicht einwandfrei funktioniert, tut es weniger weh.

- Wenn wir Spucke draufgeben und drüberblasen, setzen wir durch die Verdunstungskälte die Temperatur an der entsprechenden Stelle herab und narkotisieren dadurch den Nerv – Ähnliches leistet auch eine Kompresse, wenn auch großflächiger.
- Wenn wir die Umgebung der schmerzenden Stelle streicheln, schicken wir sehr viele Empfindungsreize aus dieser Gegend ans Gehirn, und da vor dem Großhirn noch

Schaltstellen im Hinterhaupt liegen, die nur eine bestimmte Anzahl an Reizen durchlassen können, „verdünnen" wir die Schmerzreize mit angenehmen. Moderne Behandlungsmethoden chronischer Schmerzen mit Strom (TENS) arbeiten nach dem gleichen Prinzip.

- Wenn wir uns hin und her wiegen, bewegen wir uns ganz leicht im Verhältnis zum Erdmagnetfeld, setzen dadurch die Reizschwelle hinauf, ab der unsere Nerven nur Signale senden, und verringern so ebenfalls die Zahl der Schmerzsignale im Gehirn.
- Und wenn wir singen, beschäftigen wir unser Gehirn mit etwas anderem und lenken seine Aufmerksamkeit von den Schmerzsignalen ab.
- Wenn wir zusätzlich auf Großmutters Schoß sitzen, kommen weitere Reize wie ihre Körperwärme und der wunderbare Großmutterduft hinzu, die uns das Gefühl geben, die Welt ist in Ordnung.

Auch Gerüche helfen, den Schmerz zu überwinden.

Und deshalb ist die Sache mit dem Heilsegen keine Einbildung, sondern eine hochwirksame Schmerztherapie und ein Trost für die Seele zugleich.

Ablenkung für den Geist

Vor allem Eltern, die sich nicht (nur) zu derart emotionalen Methoden der Schmerzbehandlung hinreißen lassen möchten, setzen (zusätzlich) ein ganz anderes Mittel der Ablenkung ein: Sie fordern das Kind auf, an die Stelle zurückzukehren, wo sie sich gestoßen haben, und sie als „böser Tisch“ oder was es halt war, zu schelten.

Auch der Appell an den Verstand lenkt vom Schmerz ab.

Der Effekt ist zweifach: Bei dieser Methode hat das Kind auch noch etwas anderes zu tun, als sich seinem Schmerz hinzugeben, und lernt zugleich die Tücken der elterlichen Wohnung besser kennen.

Hexenschuss und Ischias

Kennen Sie das? Sie liegen falsch oder machen eine dumme Bewegung, und das war's. Ein stechender Schmerz macht jede weitere Bewegung unmöglich.

Diagnose: Sie haben einen Hexenschuss! Am häufigsten tritt er im Lendenbereich auf.

Dahinter steckt eine schmerzhafte Entzündung oder eine Verletzung des Ischiasnervs, die einen Schmerz hervorruft, der den Nerv entlang läuft. Er ist der dickste Nerv des Körpers und einer der längsten. Er reicht vom Ende des Rückgrats bis zum Knöchel, mit Verzweigungen um Unterschenkel und Fuß.

Ischias wird oft durch Spannungen im unteren Rückenbereich hervorgerufen, die die Muskeln dazu veranlassen, sich zu straffen und auf den Ischiasnerv zu drücken, was in Entzündungen und Reizbarkeit mündet.

Ischias kann auch auftreten, wenn Ihre Beine schlecht ausgerichtet sind. Ein guter Chiropraktiker kann Ihren Rücken und Ihre Beine wieder gerade ausrichten und dadurch Spannung von Ihrem Ischiasnerv nehmen und ihn entlasten. Das kann ausgesprochen wohltuend sein und ein Problem lösen, das bereits seit Jahren bestanden haben kann.

Sorgen Sie dafür, dass Sie im Anschluss an solch eine Behandlung täglich Gymnastik oder Sport betreiben, um diese Muskeln geschmeidig zu halten.

Zur Kräftigung der Rückenmuskulatur

Legen Sie sich auf den Rücken und winkeln Sie die Beine leicht an, die Füße stehen etwa schulterbreit nebeneinander auf dem Boden. Nun heben Sie langsam die Hüfte an, sodass die Wirbelsäule Stück für Stück vom Boden abgehoben wird. Gleichzeitig spannen Sie Bauch- und Gesäßmuskulatur an. Möglichst lange halten, dann langsam wieder absenken.
Sie können diese Übung des Morgens vor dem Aufstehen im Bett durchführen, wenn Sie noch vom Schlafen warm sind.

Wenn Sie feststellen, dass Sie Ihr Gesäß ständig angespannt halten, trainieren Sie es, die Gesäßmuskeln bewusst anzuspannen und ebenso bewusst wieder zu lösen. Spannen und lösen Sie dreimal täglich jeweils zehnmal jede Seite einzeln, immer abwechselnd. – Sobald Sie im Laufe des Tages bemerken, dass Sie gerade mal wieder Ihr Kreuz verkrampfen oder Ihr Gesäß unbewusst anspannen, können Sie die Spannung bewusst steigern und wieder lösen.

Beginnen Sie zusätzlich mit einer Sportart wie Nordic Walking, Laufen, Rollschuh fahren, Schwimmen oder Rad fahren, die Ihnen hilft, Spannung abzubauen, bevor sie erst so richtig aufgebaut wird.

Entlasten Sie Ihr Kreuz durch gute Schuhe und die richtige Sitzhaltung.

Wenn Ihr Ischiasnerv beleidigt ist, treten die Schmerzen vor allem dann auf, wenn Sie viel sitzen oder stehen müssen. Unterstützen Sie Ihr Gestell dabei, den Ischiasnerv zu entlasten.

- Wenn Sie viel stehen müssen, tragen Sie nur noch Schuhe, die sehr bequem sind und ein gutes Fußbett haben.
- Wenn Sie lange sitzen müssen, verwenden Sie einen guten Stuhl, achten Sie auf die korrekte Sitzhöhe und stützen Sie Ihren Rücken vielleicht mit einem Kissen ab.
- Legen Sie mindestens einmal pro Stunde eine Pause ein, in der Sie etwas herumgehen, oder spannen und entspannen Sie ganz bewusst in dieser Pause Ihre Gesäßmuskeln.
- Manchen Menschen hilft bei Hexenschuss ein Umschlag mit Holunderbeeren. Dazu zerdrücken Sie die Beeren, streichen den Brei auf ein Baumwolltuch und legen dieses auf die schmerzenden Stellen. Etwa 10 bis 15 Minuten einwirken lassen, dann wechseln.
- Erleichterung bringt es meistens, wenn Sie täglich 200 bis 600 I.E. Vitamin E zu sich nehmen. Nehmen Sie zunächst zwei Tage lang 200 I.E. Wenn das nicht ausreicht, erhöhen Sie die Dosis an den nächsten zwei Tagen auf 400 I.E. Wenn das nicht wirkt, versuchen Sie es mit 600 I.E. Wenn sich nach

zwei Wochen noch immer keine Erfolge zeigen, versuchen Sie etwas anderes.
Manche Menschen müssen bei einer täglichen Zufuhr bleiben, andere benötigen Vitamin E nur bei akuten Ischiasanfällen.

Kopfschmerzen

Sie kennen sicher das Gefühl, wenn das Denken zur Qual wird und es schon angenehm ist, einfach nur die Augen zu schließen. Ihr Kopf fühlt sich vielleicht so an, als ob er jeden Moment zerspringen würde. Oder als ob ein schweres Gewicht auf Ihrer Stirn oder Schädeldecke liegt. Bei bestimmten Bewegungen des Kopfes verstärkt sich der Schmerz noch oder er verlagert sich in eine andere Gegend des Kopfes.

Hinter Kopfschmerzen stecken meist erweiterte Blutgefäße im Gehirn oder Spannungen in der Kopfhaut oder im Nackenbereich. Die üblichen Medikamente sollen entweder die Gefäße verengen oder die Muskeln entspannen. Manche Leute bekommen Kopfschmerzen, wenn sie nicht des Morgens ihre übliche Tasse Kaffee trinken. Das liegt daran, dass Kaffee gefäßverengend wirkt.

Die häufigsten Auslöser von Kopfschmerzen sind

- zu viel Essen,
- ungünstige Kombinationen von Nahrungsmitteln bei einer Mahlzeit (wie Obst und Gemüse oder Trauben und Käse), die Blä-

Kopfschmerzen haben viele mögliche Ursachen. Finden Sie heraus, welche es bei Ihnen ist, und stellen Sie sie ab.

hungen und Druck auf den Kopf erzeugen,
- zu viel oder zu wenig Zucker,
- Verstopfung,
- Wetterfühlige Menschen leiden an Kopfschmerzen, wenn Wetter- oder Temperaturänderungen bevorstehen oder gerade stattfinden.
- Müde und überanstrengte Augen können die Ursache sein - und das gerade auch bei Kindern. Auch wenn die das gar nicht gerne hören.
- Außerdem gehören Kopfschmerzen zu den Begleiterscheinungen von Grippe, von der Erstinfektion mit dem Herpes-Virus und vielen anderen Infektionen, von
- Spannungen,
- Allergien,
- Nebenhöhlenproblemen,
- Glaukomen,
- Medikamenten und
- zu viel Luftverschmutzung.

Kopfschmerzen sind ein Anzeichen für den Zwang, sich unter Kontrolle zu haben.

Das sind die äußeren Faktoren. Doch gerade bei Kopfschmerzen spielt sich das Wichtigste hinter den Kulissen ab. Oft genug steht hinter Kopfschmerzen das unterdrückte Bedürfnis zu weinen, der Drang oder auch der selbst auferlegte Zwang, starke Gefühle zu unterdrücken, der Wunsch, sich unter Kontrolle zu haben.

Dazu ein Tipp: Vergessen Sie diese Selbstbeschränkungen. Sie wirken viel menschlicher - auch für Ihre Kinder -, wenn Sie Ihre Gefühle zulassen, und dazu gehört Zorn ebenso wie das Weinen.

Hauen Sie ruhig auf den Putz, ehe Ihnen der Schädel platzt! Wenn Sie wirklich der Ansicht sind, es soll keiner sehen, dann suchen Sie eine entlegene Toilette auf und lassen Sie Ihren Tränen freien Lauf. Erst wenn Sie wirklich wieder o.k. sind und am besten erst dann, wenn Sie über sich selbst lachen können, gehen Sie zurück unter Menschen.

Gegen Kopfschmerzen kann man einiges tun!

Im Unterschied zu Migräne (siehe Seite 126), die meistens von Übelkeit und Erbrechen begleitet wird, kann man gegen Kopfschmerzen vieles tun. Auch Katerkopfschmerzen ist niemand hilflos ausgeliefert. Probieren Sie eine der nachfolgenden Behandlungen aus.

- Sorgen Sie für frische Luft. Sauerstoffmangel löst Kopfschmerzen als Alarmzeichen aus.
- Trinken Sie bei Kopfschmerzen sofort zwei bis drei Gläser Wasser. Am besten ist Leitungswasser. Falls das nicht genießbar ist, ist ein stilles Mineralwasser einem prickelnden jedenfalls vorzuziehen.
- Lassen Sie fließendes kaltes Wasser über Ihre Unterarme laufen, bis Sie ein taubes Gefühl verspüren.
- Wenn Verspannungen und hoher Druck die Ursache der Kopfschmerzen sind, stellen Sie sich unter die Dusche, bis Sie merken, dass Sie sich entspannen. Das kann zwar länger dauern, als eine Tablette zu nehmen, ist aber sehr gut investierte Zeit.
- Auch Bewegung und Sport kann bei Kopfweh helfen, da körperliche Bewegung die Durchblutung fördert und dazu beiträgt,

dass die Druck verursachenden Probleme schneller abgebaut werden.

Machen Sie also zumindest einen flotten Gang um den Häuserblock, und wenn Ihnen das gut tut, joggen Sie vielleicht einfach ein paar Minuten lang an der frischen Luft.

- Wenn es Sie bei dem Gedanken an frische Luft und Bewegung schüttelt, legen Sie sich in einen dunklen, ruhigen Raum und atmen Sie tief durch. Wenn möglich, gehen Sie für ein paar Stunden ins Bett. Vielleicht auf einem Kräuterkissen, in das Sie Lavendel gefüllt haben. Bevor Sie sich hinlegen, probieren Sie eines der folgenden Mittel aus:
- Reiben Sie Pfefferminzöl auf Ihre Schläfen.
- Kochen Sie frischen Pfefferminztee und trinken Sie ihn. Dieses Mittel ist auch für Kinder gut verträglich. Auch die Pfefferminzdämpfe vom Tee im Raum haben entspannende und krampflösende Wirkung.

  Als Tee ist Pfefferminze gut für den Magen, und das mag die Ursache für die Wirkung gegen Kopfschmerzen sein.
- Kalzium ist gut für Schmerzen, und allein eingenommenes Kalzium wirkt nervenberuhigend und schmerzlindernd. Es kann sein, daß Sie bis zu 10 Gramm Kalzium benötigen. Am besten wirkt das natürliche Kalzium in Milchprodukten. Es wird vom Körper besser aufgenommen als das in Tabletten.
- Nikotin verstärkt die Schmerzen nur noch – lassen Sie also die Zigarettenpackung stecken. Und meiden Sie Räume, in denen gequalmt wird.

- Ein kalter, nasser Waschlappen auf den Augen sorgt sofort für angenehme Linderung.
- Sollte der kalte Waschlappen nicht helfen, versuchen Sie es im Gegenteil mit einer heißen Kompresse auf den Nacken (Tuch in heißes Wasser tauchen, gut ausdrücken und auf den Nacken legen).
- Statt Pfefferminzöl können Sie auch Melissenöl auf Stirn und Schläfen auftupfen und leicht einmassieren.
- Tigerbalsam und Johanniskrautöl, das Sie kreisförmig in Stirn und Schläfen einreiben,

Wann müssen Sie zum Arzt?

- Wenn Sie zusätzlich Fieber haben und der Hals so steif ist, dass Sie mit dem Kinn nicht auf die Brust kommen, besteht die Gefahr, dass Sie Meningitis haben.
- Wenn die Kopfschmerzen schlimmer und häufiger werden, besonders am Morgen (es sei denn, Sie ändern gerade Ihre Kaffeegewohnheiten), oder wenn sie oben auf dem Kopf und im Hinterkopf am schlimmsten sind, besteht die Möglichkeit von zu hohem Blutdruck.
- Wenn Sie eine Kopfverletzung hatten.
- Wenn die Kopfschmerzen länger als ein paar Tage andauern.
- Wenn sie häufiger als dreimal in der Woche auftreten.
- Wenn Sie davon mitten in der Nacht wach werden.
- Wenn die Schmerzen so plötzlich kommen, dass Sie genau sagen können, wann sie angefangen haben.
- Wenn Sie außerdem Fieber von über 39,5 °C haben ohne weitere Symptome.
- Wenn Sie außerdem verwirrt sind (außer nach einem Unfall).

Ätherische Öle erst bei Kindern ab 6 Jahren verwenden!

hat eine ähnlich lindernde Wirkung – auch bei Kindern. Vorsicht: Tigerbalsam und ätherische Öle sollten Sie erst bei Kindern ab sechs Jahren verwenden.

- Massieren Sie sich die Schläfen. Eineinhalb Finger breit hinter dem äußeren Ende der Augenbrauen und knapp unterhalb davon liegt Tai Yang, der „Sonnenpunkt“, den Sie als Vertiefung spüren. Massieren Sie ihn etwa eine Minute lang mit kreisenden Bewegungen mit den Fingerspitzen, erst die weniger stark, dann die stärker schmerzende Seite.
- Haben Sie lange in einen Bildschirm geschaut? Dann verschaffen Sie Ihren Augen eine Pause. Augenermüdungen können eine Ursache für Kopfschmerzen sein.

Die Farbe Blau hilft bei Spannungen und Kopfschmerzen.

- Blau und Violett sind die Farben, die Verspannungen lösen und Schmerzen lindern. Tragen Sie diese Farben in Ihrer Kleidung, dekorieren Sie den Raum damit, in dem Sie am häufigsten unter Druck und Stress geraten, oder stellen Sie sich im akuten Fall einfach einen leuchtend blauen Punkt in der Ferne vor, der immer näher kommt und wächst, bis er Sie mit seinem herrlich kühlenden Licht umschließt und Ihre Kopfschmerzen förmlich aufsaugt.
- Wenn Ihr Kind über Kopfschmerzen klagt, drehen Sie als erstes Fernseher, Gameboy, Playstation, Videorecorder und alle sonstigen rechteckigen flimmernden Geräte ab. Dann geben Sie ihm ein großes Glas Wasser zu trinken, fragen Sie es, wann es zuletzt

zum Zwecke des Stuhlgangs auf der Toilette war (je nach Antwort kann Verstopfung die Ursache der Kopfschmerzen sein) und holen Sie es jedenfalls ins Hier und Jetzt zurück.
Ansonsten helfen bei Kindern prinzipiell die gleichen Mittel wie bei Erwachsenen. Vorsicht bei ätherischen Ölen!

Muskelkater

Das Frühjahr beginnt, die Zeit der guten Vorsätze und Frühjahrskuren, und Sie beschließen, sich endlich wieder mehr Bewegung zu machen. Und schon sind wir wieder unterwegs, schwungvoll und voll Energie.

Und am nächsten Tag fühlen wir uns großflächig wie zerschlagen, die Stimmung sinkt und der gute alte Streit bricht aus, ob man nun gerade weitermachen sollte oder besser nicht.

Muskelkater ist ein Grund, sich zu schonen. Dahinter stehen zahllose kleine Muskelverletzungen - schließlich haben wir uns ja nach dem langen Winter ohne besondere Vorbereitung und voll angespannt direkt weg vom Schreibtisch und Stress ins sportliche Leben gestürzt. Die hohe Milchsäurebelastung nach starker Anstrengung kommt belastend dazu.

Muskelkater ist ein Grund, sich zu schonen!

Der Grund, weshalb Muskelkater erst einen Tag nach der Überlastung der Muskeln auftritt, ist interessant: Da im Innern der Muskelfasern keine Rezeptoren für Verletzungen sind, „merkt" die Faser erst am Abbau von Zellmaterial, dass da ein „Unfall“ passiert ist. Dann ist es aber bereits zu spät.

Die Behandlung von Muskelkater geht daher vor allem dahin, den Abbau von Milchsäure zu unterstützen und die Muskeln zu entspannen.

- Radfahrer schwören auf die entspannende und muskelkatervertreibende Wirkung des einen oder anderen Glases Weins.
- Sportler schwören auf die kühlende und schmerzlindernde Wirkung von Johanniskrautöl, das zugleich den Abbau von Stoffwechselprodukten fördert. Sie bekommen es in der Apotheke.
- Zur Schmerzlinderung und Entspannung der Muskulatur tragen Aromaöle bei, die nebenher auch Ihrer geschundenen Seele gut tun:
  Geben Sie je zwei Tropfen Wacholderöl, Lavendelöl und Majoranöl in eine Duftlampe und stellen Sie diese neben Ihren Sitzplatz.
- Arnika D6 wirkt abschwellend und kann nicht schaden. Am besten, Sie nehmen nach dem Sport vorbeugend zwei Globuli und danach dreimal täglich je zwei Globuli, bis die Schmerzen weg sind.
- Entspannend ist auch ein heißes Bad. Wenn Sie darauf nicht allergisch sind, geben Sie einige Tropfen Teebaumöl hinein. Das unterstützt nicht nur die entspannende Wirkung des warmen Wassers, sondern lindert zugleich die Schmerzen.

Niemals mehr als 10 Tropfen ätherisches Öl auf ein Vollbad!

Und beim nächsten Mal legen Sie einen leichten Jogginglauf ein, nachdem Sie irgendwelche

Gewaltanstrengungen hinter sich gebracht haben. Achten Sie auf Ihren Atem – Sie sollten, damit dieser Tipp funktioniert, im aeroben Bereich bleiben –, und laufen Sie etwa fünf Minuten lang „wie für Omas“.

Nackenschmerzen

Während Sie sich bei Muskelkater meist gut an die sportliche Tätigkeit erinnern können, mit der Sie Ihre Muskeln überlastet haben, ist das bei Nackenschmerzen meist nicht der Fall. Hier sind wir uns keiner Überbelastung irgendwelcher Muskeln bewusst, und dennoch ...

Hören Sie einmal auf die Sprache des Lebens. Wenn Ihnen der Nacken schmerzt, sind Sie dann vielleicht hartnäckig? Schauen Sie mit steifem Nacken in eine Richtung? Wenden Sie einmal den Kopf – innerlich natürlich – und Sie werden bemerken, wie Ihr Nacken beginnt, sich zu entspannen. Andererseits: Was geht jetzt verloren? Ist es nur eine starre, unbeugsame Haltung oder ein wichtiger Standpunkt, der zur Sicherheit der Sache beiträgt? Dann notieren Sie Ihre Gedanken dazu.

Und dann blättern Sie nach oben zu den Hilfsmitteln gegen Muskelkater. Zusätzlich gibt es noch einige weitere:

- Das Kräuterbad von Seite 86.
- Eine heiße Kompresse in den Nacken legen – Sie nehmen ein Frotteehandtuch, tauchen es in heißes Wasser, wringen es gut aus und legen es in Ihren Nacken. Wiederholen Sie

das, sobald sie nicht mehr wärmt und so lange es für Sie angenehm ist.

- Reiben Sie sich den Nacken mit Pfefferminzöl (fünf Tropfen auf zwei Esslöffel Oliven- oder Mandelöl als Trägeröl) oder mit Tigerbalsam ein.
- Geben Sie Nelkenöl und Menthol in die Duftlampe.
- Gehen Sie schwimmen und legen Sie sich dabei auf den Rücken. Lassen Sie dabei ganz bewusst das Gewicht Ihres Kopfes vom Wasser tragen und genießen Sie die Entspannung des Nackens.
- Wer auf einem Dinkelspelzenkissen oder auf einem Kirschkernkissen schläft, hat immer einen warmen, entspannt liegenden Nacken. Machen Sie also vielleicht dieses Jahr Ferien auf dem Land, im Juli, wenn die Kirschen reif sind, und spucken Sie die Kerne nicht in die Botanik, sondern nehmen Sie sie mit nach Hause und nähen Sie sie in ein hübsches kleines Kissen ein.

Sammeln Sie Kirschkerne und füllen Sie sie in ein kleines Kissen.

Sehnenscheidenentzündung

Nicht nur für Tennisspieler ist eine Sehnenscheidenentzündung ein echtes Problem, sondern immer häufiger auch für Menschen, die viel am Computer arbeiten und die in ihrem Beruf ständig wiederkehrende Bewegungen durchführen müssen.

Die Sehnenscheide ist so etwas wie die Scheide für ein Schwert: Sie umkleidet die Sehne und sondert einen Schleim ab, damit die Sehne in ihrem Inneren besser gleiten kann. Ist sie erst einmal entzündet, so ist das ein deutliches Warnsignal.

Die Schmerzen treten anfangs nach einer Belastung der Sehnen auf. Wird dieses Warnzeichen ignoriert, kommen sie schon bei Beginn der Tätigkeit, klingen aber bei zunehmender Erwärmung wieder ab. Wird auch diese Phase ignoriert, werden die Schmerzen chronisch und zum ständigen Begleiter - auch nachdem Sie bereits mehrere Tage lang diese Tätigkeit nicht mehr ausgeübt haben.

Nehmen Sie Sehnenscheiden entründungen ernst, sonst werden sie chronisch!

- Gegen die Überlastung der entsprechenden Gelenke - meist sind es die Handgelenke - hilft nur eines: ruhigstellen. Bandagieren, aus. So lange, bis die Schmerzen deutlich weniger geworden sind. Wenn Sie die ersten Warnzeichen ignoriert haben, kann das auch mehrere Wochen Pause bedeuten.
- Gegen die Schmerzen hilft als einfachstes Mittel: kühlen. Halten Sie die schmerzenden Unterarme in kaltes Wasser. Eine halbe Stunde ist gerade lang genug. Dann trägt nämlich die Kühle auch dazu bei, dass die Entzündung zurückgeht.
- Arnika D6, wie bei Muskelkater.
- Magnetfelder üben auf die roten Blutkörperchen eine aktivierende Wirkung aus, woraufhin diese mehr Sauerstoff binden und diesen auch bereitwillig abgeben - sehr zum Nutzen von schlecht durchblutetem Gewebe wie Sehnen und Sehnenscheiden.
- Das wichtigste Hilfsmittel ist Geduld!

Seitenstechen

Sie sprinten aus dem Stand los, um den Bus noch zu bekommen - und müssen nach hundert Metern stehen bleiben, weil in Ihrer linken Seite unter den Rippen heftige Schmerzen auftreten, die jede weitere Bewegung unmöglich machen? Das ist Seitenstechen. Jeder kennt es, besonders häufig hat man es als Kind, und Mutter sagte dann stets: „Das ist ein Zeichen davon, dass du wächst." Leider tritt es auch bei anderen Bewegungen ganz unvermutet auf, und leider auch bei Erwachsenen, die sicher nicht mehr wachsen.

Die Ursache des Seitenstechens ist bis heute nicht einhellig geklärt.

Was die Ursache des Seitenstechens ist, ist bis heute umstritten. Manche glauben, dass ein Krampf im Zwerchfell dahintersteht, andere meinen eher, dass der Schmerz von Luft kommt, die im Dickdarm festsitzt.

Wie dem auch sei: Wenn es Sie überfallen hat,

- atmen sie tief ein und durch die Nase aus. Bringen Sie Ihren Kreislauf wieder zur Ruhe und entspannen Sie sich.
- Massieren Sie die schmerzende Stelle.
- Stärken Sie Ihre Bauchmuskeln mit einigen Sit-ups.
- Machen Sie sich vielleicht einen beruhigenden Tee, indem Sie einen Teelöffel Baldrian mit einer Tasse heißem Wasser aufgießen, 5 Minuten ziehen lassen und langsam trinken.

Magen-Darm-Probleme

Bei Magen-Darm-Problemen heißt es vorsichtig sein: Es gibt eine Fülle davon, und längst nicht alle sind Wehwehchen - im Gegenteil, viele weisen auf ernsthafte Gesundheitsstörungen hin Beachten Sie daher die Hinweise in den Kästen „Wann müssen Sie zum Arzt?". Leiden wie „Magenschleimhautentzündung" oder „Gallenblasenentzündung" werden Sie hier vergeblich suchen. Das sind keine Wehwehchen, sondern Diagnosen, die nur ein Arzt stellen kann Halten Sie sich an dessen Anweisungen zur Behandlung.

Hinter Magen-Darm-Problemen können sich ernsthafte Gesundheitsstörungen verbergen.

Bauchschmerzen

Bauchschmerzen können die unterschiedlichsten Formen annehmen und die verschiedensten Ursachen haben. Von der Blinddarmentzündung mit den charakteristischen stechenden Schmerzen rechts unten über eine Blasenentzündung (die erkennen Sie an zusätzlichen Schmerzen beim Wasserlassen) bis zu Magengeschwüren reicht das Spektrum. Oder Sie

Bauchweh kann auch seelische Ursachen haben. Nehmen Sie sie ernst.

haben etwas Falsches, etwas Verdorbenes, zu viel oder unter zu viel Druck gegessen oder zu viele kalte Getränke zu sich genommen. - vor allem Kinder reagieren sehr sensibel auf diese Faktoren - oder Sie sind eine Frau und haben oder bekommen Ihre Periode. Oder Sie waren beim Essen nervös, aufgeregt, angespannt oder ängstlich, oder Sie haben die falsche Kombination von Nahrungsmitteln erwischt - dazu siehe Seite 109. Oder Sie haben Angst vor einer Prüfung oder vor einem Gespräch mit Ihrem Chef oder Streit in der Familie oder mit einer Freundin. Gegen innere Ängste und Verspan-

Wann müssen Sie zum Arzt?

- Wenn Sie starke oder anhaltende Schmerzen haben oder
- wenn diese schlimmer werden.
- Wenn sich Ihre Schmerzen an einer bestimmten Stelle lokalisieren lassen.
- Wenn Sie stärker aus dem Darm bluten als nur feine Striche auf dem Toilettenpapier
- Wenn Sie in letzter Zeit eine Unterleibsverletzung erlitten haben oder wenn Ihr Stuhl schwarz ist.
- Wenn die Schmerzen nach einer Mahlzeit stärker sind (Zwölffingerdarmgeschwür?).
- Wenn die Schmerzen um den Nabel herum oder unterhalb des Brustbeins beginnen und sich dann auf die rechte Seite des Unterleibs verlagern (Blinddarmentzündung?).
- Wenn die Magenschmerzen innerhalb von 36 Stunden auftreten, nachdem Sie selbst eingekochte Nahrungsmittel oder Fisch oder Fleisch gegessen haben (Fleischvergiftung?).

nungen helfen auf jeden Fall liebevolle Zuneigung - und das nicht nur beim Kind!

Was in diesem Fall sicher gut tut, ist

- viel trinken, reines Wasser ist gut;
- sanftes Massieren des Bauches in kreisenden Bewegungen im Uhrzeigersinn helfen die Verkrampfung langsam zu lösen. Am besten ganz einfach für sich selbst tun;
- eine Wärmeflasche am Bauch entspannt;
- Minze- und Kamillentee, einzeln oder gemischt getrunken, hilft bei Magenschmerzen, Magenkrämpfen, Magenreizungen nach dem Essen und bei Völlegefühl.
  Es muss nicht Pfefferminze sein, grüne Minze und verwandte Arten tun es genauso.

Minze- und Kamillentee bei Bauchweh

Kochen Sie einen starken Aufguss mit zwei Teelöffeln trockenem oder vier Teelöffeln frischem Kraut auf einen Viertelliter kochendes Wasser, fünf Minuten ziehen lassen. Trinken Sie eine Tasse Tee und warten Sie dann 15 Minuten bis eine Stunde. Wenn es Ihnen gar nicht besser geht, trinken Sie noch eine Tasse davon. Wiederholen Sie dies bei Bedarf.

- Nicht gerade ein Gaumenschmaus, aber hilfreich ist folgender Tee: Tausendguldenkraut, Wacholder und Schafgarbe zu gleichen Teilen mischen und einen gehäuften Teelöffel der Mischung mit einer Tasse heißem Wasser aufbrühen. Acht Minuten ziehen lassen. Ungesüßt sehr warm schluckweise trinken.

- Für Kinder gibt es folgenden Tee: Fenchel, Kamilleblüten und Pfefferminzblätter zu gleichen Teilen mischen, einen Teelöffel davon mit einem Viertelliter kochendem Wasser aufgießen und fünf Minuten ziehen lassen. Diese Menge sollte das Kind ungesüßt schluckweise über den Tag verteilt trinken.
- Machen Sie Ihrem Kind eine Anis-Kümmel-Milch: Zerstoßen Sie 1/2 Teelöffel Anis und 1 Teelöffel Kümmel grob in einem Mörser, kochen Sie sie in einem Viertelliter Milch kurz auf, sieben Sie sie ab und geben Sie ihrem Kind davon 1 Tasse täglich.
- Ein warmer Bauchwickel mit Kamille tut nicht nur Kindern gut. Kochen Sie aus 3 Teelöffeln Kamilleblüten auf einen halben Liter Wasser einen Tee, den Sie 10 Minuten ziehen lassen. Tauchen Sie ein Handtuch hinein, wringen Sie es gut aus und machen Sie damit einen Bauchwickel, der 15 Minuten oben bleiben sollte.
- In den Arm nehmen. Siehe Seite 88.

Blähungen

Täglich entweicht durch den Darm mindestens ein halber Liter Luft.

Luft oder anderes Gas, das sich im Verdauungstrakt anhäuft, dehnt den Magen oder den Darm aus, ruft Unbehagen hervor und entweicht als Aufstoßen (Rülpsen) oder als Wind durch den Darm.

Meistens entstehen Blähungen, wenn man zu schnell isst, das Essen nicht ordentlich kaut, beim Essen nervös, ausgehungert oder übermüdet ist, wenn man direkt vor dem Schlafengehen isst oder zu viel isst. Blähungen können auch ein Zeichen sein, dass man Nahrungsmittel wie Milch oder Knoblauch nicht verträgt.

Manche Nahrungsmittel blähen stärker als andere: Zwiebeln, Knoblauch, Kohl, Rüben, große Mengen von Bierhefe und Bohnen.

„Jedes Böhnchen gibt ein Tönchen" – doch nicht nur Böhnchen blähen.

Damit sie weniger blähen, weichen Sie die Bohnen über Nacht ein, gießen Sie das Einweichwasser weg und kochen Sie die Bohnen in frischem Wasser, dem Sie Ingwer oder Bohnenkraut oder Kümmel oder Fenchel beifügen.

Diese Kombinationen fördern Blähungen:

Obst mit Gemüse
Müsli mit saurem Obst
Kirschen mit Milchprodukten
Miso mit Obst

Warten Sie dazwischen einfach zwei Stunden lang.

Wenn Sie Blähungen haben, sind die folgenden Mittel wirksam:

- Kümmeln Sie. Kauen Sie nach der Mahlzeit 1/4 bis 1/2 Teelöffel Kümmel, Fenchel, Anis oder Süßholzwurzeln (Lakritze).
- Ein beliebtes Hausmittel gegen Blähungen ist Pfefferminztee. Sie können auch Nana-Minze und andere Minzearten verwenden.

Nehmen Sie einen Teelöffel getrocknete Minze auf einen Viertelliter kochendes Wasser und lassen Sie sie 5 Minuten lang ziehen.
- Mischen Sie Fenchel und Anis zu gleichen Teilen und gießen Sie einen Teelöffel davon mit einem Viertelliter heißem Wasser auf. Zehn Minuten ziehen lassen, abseihen und in kleinen Schlucken trinken. Trinken Sie diesen Tee zwei- bis dreimal am Tag. Er ist auch für Kinder geeignet.
- Milch kann zu Blähungen führen, da viele Menschen den Milchzucker nicht verdauen können. Versuchen Sie den Milchkonsum einzuschränken.
- Machen Sie nach dem Essen einen kleinen Spaziergang zur Anregung der Verdauung.

Insbesondere Babys leiden häufiger unter Blähungen, weil ihr Verdauungssystem noch nicht völlig ausgereift ist und sie beim Trinken an der Brust oder aus der Flasche Luft schlucken. Wenn das mit dem Bäuerchen nicht klappt, wandert die Luft in den Darm und führt dort zu Blähungen. Auch beim Vergären von Milchzucker, der Bestandteil von Muttermilch und

Wann gehört Ihr Baby zum Arzt?

Wenn das Baby an Blähungen leidet, dabei aber keinen Appetit hat, blass ist und sich ungewöhnlich verhält, können die Blähungen nicht einfach auf Milchzuckerunverträglichkeit basieren. Gehen Sie in diesem Fall sicherheitshalber zum Arzt.

von Flaschennahrung ist, können sich im Darm Gase bilden.

- Massieren Sie dem Baby die Bauchdecke im Uhrzeigersinn.
- Tragen Sie das Kind in Bauchlage herum.
- Legen Sie das Kind auf den Rücken und bewegen Sie die Beine wie beim Radfahren auf und ab, damit die Verdauung in Gang kommt.
- Geben Sie ihm nach der Mahlzeit etwas Fencheltee.

Brechreiz

Brechreiz tritt auf, wenn die Nervenenden des Magens oder einiger anderer Körperteile irritiert sind.

Konkret heißt das: Durch starke Gefühle, Spannungen, Hunger, Überfressen oder zu viel Alkohol kann einem übel werden.

- Wenn die Ursache emotionaler Natur ist, kann Weinen das beste Gegenmittel sein.
- Beruht der Brechreiz auf Hunger, versuchen Sie, etwas Jogurt zu essen.
- Ist zu viel Essen die Ursache, so essen Sie eine Weile nichts mehr. Erbrechen ist die schnellste Art, in der der Körper unerwünschtes Material loswird; geben Sie diesem Reiz ruhig einmal nach.
- Pfefferminztee ist wohl das Hausmittel bei Magenverstimmungen: Er beruhigt den Magen und die Nerven, hat krampflösende Eigenschaften und befreit von Blähungen. Be-

Auch Brechreiz kann emotionale Ursachen haben.

reiten Sie ihn nach dem Rezept auf Seite 107 zu.

Erbrechen ist eine Art Hygiene für den Körper – und für die Seele.

Bleibt es nicht beim Brechreiz, sondern müssen Sie tatsächlich erbrechen, so lassen Sie es zu, legen Sie sich anschließend hin und ruhen Sie sich aus. Überlegen Sie dabei einmal, ob es etwas in Ihrem Leben gibt, das Sie gern loswerden möchten. Überlegen Sie, wie Sie das schaffen könnten.

Essen Sie danach zunächst gar nichts. Wenn Sie wollen, können Sie kaltes Wasser trinken oder an Eiswürfeln lutschen. Dann trinken Sie kleine Mengen (1 Esslöffel) von einer Flüssigkeit, auf die Sie Lust haben, jedoch keine Milchprodukte, nichts Fettes und keinen Orangensaft. Steigern Sie die Menge langsam.

Warten Sie mit der Aufnahme fester Nahrung, bis Sie echten Hunger haben, und seien Sie dabei zunächst noch sehr vorsichtig mit Fett und mit Milchprodukten.

- Pfefferminztee ist auch nach dem Erbrechen das Allheilmittel. Rezept auf Seite 107.
- Ginger Ale ist ein beliebtes Volksmittel bei Erbrechen. Trinken Sie ein kleines Glas da-

Ingwertee

Reiben Sie von einer Ingwerwurzel einen Teelöffel frischen Ingwer ab oder schneiden Sie ihn sehr klein und geben Sie ihn in einen Viertelliter kochendes Wasser. Lassen Sie ihn 20 Minuten auf kleiner Flamme ziehen.

von und warten Sie ein bis zwei Stunden ab. Wiederholen Sie das, falls nötig. Wenn Sie kein Ginger Ale im Haus haben (und wer hat das schon ständig?), trinken Sie Ingwertee.

Wann müssen Sie zum Arzt?

- Wenn der Brechreiz länger als ein paar Tage anhält.
- Wenn er nach einer Kopfverletzung auftritt.
- Wenn Sie ein Medikament erst seit kurzem einnehmen.
- Wenn Sie länger als zwei Stunden starken Würgreiz spüren.
- Wenn Sie mehr als 12 Stunden lang keine Flüssigkeiten bei sich behalten können – Kinder zwischen 2 und 10: länger als 8 Stunden, bei jüngeren Kindern: 6 Stunden.
- Wenn Blut im Erbrochenen ist.
- Wenn die Bauchschmerzen nicht besser werden, nachdem Stuhl oder Blähungen abgegangen sind.
- Wenn Sie zusätzlich Schmerzen in der Brust haben (Herzanfall?).
- Wenn außerdem Schmerzen in der rechten unteren Beckengegend auftreten (Blinddarmentzündung?).
- Wenn Sie innerhalb der letzten 36 Stunden irgendetwas gegessen haben, was möglicherweise nicht korrekt gekühlt war (Lebensmittelvergiftung?).
- Wenn Erbrochenes wie Kaffeesatz aussieht (Blutungen im oberen Verdauungstrakt?).

Durchfall

Von Durchfall spricht man, wenn jemand oft hintereinander wässrigen Stuhl hat. Durchfall kann eine heilsame Erscheinung sein, wenn er nur einen oder zwei Tage dauert. Aber wenn er über längere Zeit anhält, verlieren Sie wertvolle Nährstoffe.

Die häufigsten Ursachen für Durchfall sind zu schnelles oder zu viel Essen (vor allem zu spät am Tag) und nervöse Anspannung. Manche Leute, besonders Vegetarier, leiden unter ständigem leichten Durchfall, dessen Ursache in ihrem Fall Eiweißmangel sein kann. Auch eine Milcheiweißallergie aufgrund Laktasemangels kann ebenso die Ursache sein wie die Einnahme von Antibiotika oder eine Lebensmittelvergiftung. Bei Kindern ist häufiger Durchfall oft ein Anzeichen einer Nahrungsmittelallergie.

Fragen Sie sich bei Durchfall auch: Wovor habe ich Angst? Was entgleist mir da gerade?

Sie neigen eher dazu, Durchfall zu bekommen, wenn Sie Angst haben oder die Dinge nicht im Griff haben.

Gelegentlicher Durchfall ist eine Methode Ihres Körpers, sich selbst zu reinigen. Fasten ist eine Möglichkeit, diesen Prozess zu fördern. Warten Sie mindestens sechs Stunden, ehe Sie versuchen, den Durchfall zu stoppen. Geben Sie Ihrem Körper eine Chance, zuerst seine Arbeit zu tun.

- Versuchen Sie, 24 bis 36 Stunden lang zu fasten. Trinken Sie nur Flüssigkeiten, und vermeiden Sie Milch und Milchprodukte, gesüßte Fruchtsäfte und Honig. Trinken Sie reines, klares Wasser, wenn Sie können.

  Fasten ist deshalb zu empfehlen, weil es Ihrem Verdauungstrakt gestattet, sich selbst zu reinigen.

- Babys und Kleinkinder fasten oft spontan; hindern Sie sie nicht daran. Will ein Kind mit Durchfall unbedingt etwas essen, geben Sie ihm Getreide (Gerste und Naturreis sind gut) und verwenden Sie eines der anderen Mittel.
- Zimt-Cayenne-Tee hilft. Zimt wirkt im Darm adstringierend und ist gut gegen Blähungen. Bei den meisten Arten von Durchfall wirkt er überraschend schnell.

Zwingen Sie ein Kind mit Durchfall nicht zum Essen.

Zimt-Cayenne-Tee

Bringen Sie einen halben Liter Wasser zum Kochen und fügen Sie 1/4 Teelöffel gemahlenen Zimt und eine Prise Cayennepfeffer hinzu. Lassen Sie das 20 Minuten lang auf kleiner Flamme ziehen. Abkühlen und durchfiltern. Nehmen Sie davon jede Stunde zwei Esslöffel voll, bis die Wirkung eingetreten ist.
Bei Babys und Kindern unter sechs Jahren lassen Sie den Cayennepfeffer weg, nehmen Sie nur 1/8 Teelöffel Zimt und geben Sie dem Kind jeweils ein bis zwei Esslöffel voll. Dieses Mittel festigt den Stuhl normalerweise sofort, verwenden Sie es also sehr sparsam.

Zimt kann auch in anderer Form eingenommen werden, zum Beispiel auf Apfelkompott oder auf Toast gestreut.

- Apfelkompott. Der Wirkstoff ist hierbei Pektin, das den Stuhl gewissermaßen gelieren lässt – es dickt ihn ein wie Marmelade im Glas. Apfelkompott mit Zimt bestreut ist eine leckere, schmerzlose Medizin.

- Oder Sie vierteln einen Apfel, reiben ihn so, dass nur die Schale übrig bleibt, und bestreuen ihn mit Zimt. Das meiste Pektin befindet sich in dem Teil des Apfels, der der Schale am nächsten ist. Viele gängige Mittel gegen Durchfall enthalten Pektin.
- Acidophilus-Jogurt stärkt die Darmflora.
- Kleie wirkt wie ein Schwamm und saugt überschüssige Flüssigkeiten auf. Nehmen Sie zwei Esslöffel davon zu sich, mit Orangensaft oder im Müsli, und denken Sie daran, gleichzeitig viel Flüssigkeit zu trinken (einen halben Liter), und trinken Sie auch am restlichen Tag mehr.
- Trinken Sie Brombeertee (verwenden Sie die Blätter oder die Wurzeln oder die grünen Beeren).
- Gut hilft Tee aus Erdbeerblättern. Die können Sie auch mit Brombeerblättern gemischt zubereiten.
- Versuchen Sie auch Brennnesseltee.
- Das Allheilmittel Pfefferminztee, pur oder mit Ingwer gemischt, hilft auch bei Durchfall.

Wann müssen Sie zum Arzt?

- Wenn der Durchfall länger als 48 Stunden anhält.
- Wenn außerdem das Wasserlassen Schmerzen bereitet (Leber- oder Blaseninfektion?).
- Wenn extrem rasches oder mühevolles Atmen dazukommt oder blaue Lippen oder Fingerspitzen (Lungenentzündung?).

Schluckauf

Schluckauf ist unangenehm, aber nicht weiter schlimm. Ursache sind Kontraktionen des Zwerchfells, das rhythmisch gereizt wird. Daraufhin wird der Luftstrom hörbar unterbrochen. Wenn er nicht nach einer Weile von selbst vergeht, könnten Erkrankungen oder Operationen im Bauch- oder Brustraum die Ursache dafür sein. Bei Babys ist Schluckauf kein Grund zur Besorgnis.

- Setzen Sie sich gerade hin, schieben Sie das Brustbein vor und atmen Sie in dieser Haltung langsam ein paar Mal durch.
- Halten Sie den Atem an und schlucken Sie bei noch angehaltenem Atem einige Male Ihren Speichel herunter.
- Trinken Sie ein Glas eiskaltes Wasser.
- Trinken Sie schluckweise heißen Pfefferminztee
- Kauen Sie langsam etwas trockenes Brot.

Wenn Schluckauf bei einem Erwachsenen über Stunden anhält, gehen Sie damit zum Arzt.

Verstopfung

Wenn Sie mit Ihrer Ausscheidung nicht zufrieden sind, betrachten Sie das als Hinweis, dass Sie nicht gesund essen und leben, möglicherweise auch als Anlass, sich zu fragen, was Sie nicht loslassen wollen, an welchen überholten Vorstellungen Sie festhalten.

Verstopfung hat viele Ursachen: Zu wenig Bewegung, ungesunde Ernährung, Schwangerschaft, eine Nahrungsmittelallergie - viele

Menschen sind allergisch auf Weizen, ohne es zu wissen. Wenn sie einige Tage lang nur dieses Nahrungsmittel weglassen, stellen sie fest, dass binnen weniger Tage ihr Stuhl weich wird.

Viele Ursachen von Verstopfung können Sie ganz leicht abstellen.

- Trinken Sie genug? Verstopfung ist oft die Folge von zu wenig Flüssigkeit. Trinken Sie täglich zwei Liter Flüssigkeit. Schwarzer Tee, Kaffee und Bier zählen dabei nicht, denn sie wirken harntreibend und bewirken daher einen Flüssigkeitsverlust. Säfte und Kräutertees sind gut, am besten ist klares Wasser.
- Sind Sie angespannt? Um Spannung abzubauen, eignet sich eine gute Freundin oder Therapeutin, aber auch Joggen, Laufen oder irgendeine andere schwungvolle Tätigkeit.
- Betreiben Sie zu wenig Gymnastik? Übungen, die die Bauchmuskulatur beanspruchen, stimulieren bisweilen die Darmperistaltik. Auch eine gute Bauchmassage kann hilfreich sein.
- Schieben Sie den Gang auf die Toilette hinaus? Lassen Sie das bleiben. Verkrampfen Sie sich nicht, versuchen Sie, sich zu entspannen. Hilft es Ihnen, die Füße auf einen Schemel vor der Toilette zu stellen?
- Nehmen Sie sich Zeit fürs Essen? Kauen Sie gründlich – das macht viel aus. Beim Kauen wird Speichel produziert, der die Verdauung unterstützt.
- Essen Sie das Richtige? Rohes Gemüse sorgt für Ballaststoffe in Ihrer Ernährung.

Erst wenn Ihnen diese Tipps nicht weiterhelfen, greifen Sie zu folgenden Mitteln:

- Kleie bildet eine weiche Masse, wenn sie mit viel Flüssigkeit eingenommen wird, die leicht durch den Darm gleitet. Nehmen Sie 2 Esslöffel Kleie mit Orangensaft oder im Müsli zu sich, aber denken Sie daran, gleichzeitig mit der Einnahme viel zu trinken (ein bis zwei große Gläser Wasser)!
- Pflaumen oder Pflaumensaft sind das klassische Mittel gegen Verstopfung. Beginnen Sie mit einem Viertelliter Saft oder dünsten Sie eine Hand voll Trockenpflaumen knapp mit Wasser bedeckt 20 Minuten. Wenn das nicht reicht, nehmen Sie mehr.
- Machen Sie eine Obstkur, bei der Sie nur Obst, Obstsaft und Wasser zu sich nehmen, und das ein bis fünf Tage lang. Manche tun dies einmal in der Woche, andere immer dann, wenn sie sich verstopft fühlen.

Eine Obstkur kann Wunder wirken und ist gut für Ihr Allgemeinbefinden.

- Jogurt und Acidophilus-Jogurt unterstützt die Bakterien Ihrer Darmflora. Essen Sie mindestens ein bis zwei Esslöffel Jogurt oder Acidophilus-Jogurt täglich.
- Geben Sie den Saft einer halben bis einer ganzen Zitrone in einen Becher warmes Wasser und trinken Sie dies vor dem Schlafengehen oder gleich nach dem Aufstehen, jedoch mindestens eine halbe Stunde vor dem Frühstück. Das bringt den Darm auf sanfte Weise in Schwung.
- Leinsamen wirkt ähnlich wie Kleie und noch besser, wenn Sie ihn in einem Mixer oder einer Kaffeemühle schroten. Geben Sie zwei Esslöffel davon in einen Becher Wasser, Saft, Kräutertee oder ins Müsli.

Rund um die Zähne

Mundgeruch

Viele Menschen wissen gar nicht, dass sie Mundgeruch haben.

Jemandem, der aus dem Mund ungut riecht, mag niemand gern nahe kommen - und für den Betroffenen ist das auch alles andere als angenehm. Die Ursachen können von Nikotin, mangelhafter Zahnpflege, Zahnfleischtaschen oder Karies herrühren oder auf zu wenig Magensäure verweisen. Dementsprechend sehen die wirksamen Tipps sehr unterschiedlich aus.

- Als Erstes sollten Sie zum Zahnarzt gehen und Ihre Mundhygiene verbessern.

Wenn das nichts nützt, probieren Sie die Sache mit der Magensäure aus.

- Trinken Sie zwischendurch immer wieder einen Schluck Orangensaft oder Zitronenwasser: Dazu geben Sie den Saft einer halben Zitrone in ein Glas Wasser.

Zum Übertünchen des Geruchs können Sie:

- ab und zu Wacholderbeeren kauen;
- nach Nikotin und Kaffee, die üble Gerüche verursachen, die Zähne putzen;

- eine Meerrettichwurzel kauen;
- Kaffeebohnen zerbeißen und kauen;
- mit einer Teebaumöl-Wasser-Mischung gurgeln. Teebaumöl wirkt antibakteriell, antiviral und entzündungshemmend;
- aus Dillkraut einen Tee aufgießen und damit morgens und abends gurgeln.

Bitten Sie mindestens einen Freund, es Ihnen zu sagen, sobald Sie aus dem Mund riechen, damit Sie sich nicht unnütz unsicher fühlen und den Erfolg der Mittel überprüfen können.

Bitten Sie Freunde um Hilfe.

Zahnfleischbluten

„Damit Sie auch morgen noch … kraftvoll zubeißen können", hieß es in der Zahnpastawerbung, und gezeigt wurde ein grüner Apfel mit einer makellos weißen Bissstelle. Bei vielen Menschen sähe das anders aus.

Wenn Ihr Zahnfleisch blutet, ist es entzündet, beleidigt oder ernsthaft verletzt. Wenn Letzteres der Fall ist, gehen Sie zum Zahnarzt. Unbehandelte Zahnfleischtaschen können zum Verlust gesunder Zähne führen.

Ansonsten verbessern Sie Ihre Mundhygiene und behandeln Sie die Entzündung.

- Putzen Sie die Zähne mit Zahnseide, besonders die Zwischenräume.
- Sorgen Sie mit kreisenden, gleichmäßigen Bewegungen beim Putzen für eine gute Durchblutung des Zahnfleischs. Verwenden Sie vielleicht eine elektrische Zahnbürste.

- Benutzen Sie stets eine weiche Zahnbürste, die das Zahnfleisch nicht verletzt.
- Spülen Sie regelmäßig den Mund mit einem Absud aus Fichtennadeln.
- Verwenden Sie getrocknete Minze oder Salbei zum Zähneputzen; einfach fein pulverisiert auf die Zahnbürste streuen.

Zahnschmerzen

Zahnschmerzen sind widerlich und gemein und vergehen manchmal von selbst wieder (sodass man den Zahnarzttermin wieder absagen möchte). Manche sind ein Wehwehchen, andere gehören zum Zahnarzt.

Gehen Sie bei Zahnschmerzen lieber einmal zu oft zum Zahnarzt.

Die Ursache muss nicht immer Karies sein. Oft sind es einfach nur Speisereste, die auf zwei Zähne drücken und Schmerzen auslösen. Beseitigen Sie sie mit Zahnseide und spülen Sie mit Salzwasser oder Salbeitee nach. Vielleicht haben Sie auch „nur" sehr hitzeempfindliche Kronen, die bei einer Tasse Kaffee schon zu „meckern" beginnen?

Um Zahnschmerzen zu unterdrücken, deren Ursache Sie kennen, verwenden Sie eines der folgenden bewährten Hausmittel:

- Lutschen Sie einen kalten Eiswürfel.
- Spülen Sie die schmerzende Stelle mit Alkohol.
- Beißen Sie auf einen Nagel, d. h. nehmen Sie eine schlichte Gewürznelke. Die legen Sie an den schmerzenden Zahn, und solcherart „mit Näglein besteckt", gehen Sie ins Bett.

Zungenbläschen

Kleine Bläschen auf der Zunge und an den Wangeninnenwänden sind zwar nur kurzlebig, können aber dennoch sehr störend und lästig werden - vor allem wenn sie schmerzen, weil man etwas Scharfes gegessen hat oder weil man nun schon zum dritten Mal darauf gebissen hat.

Sie bekommen sie, wenn Sie sich davor ekeln, aus einem schlecht abgewaschenen Glas zu trinken, wenn Sie ein falsches Gewürz essen, wenn Sie sich mies fühlen, Stress haben oder wenn eine Erkältung im Anzug ist.

Sie werden vom Herpes-Virus verursacht, das nicht nur außen auf der Lippe, sondern auch auf der Innenseite der Lippe und der Wange ausbrechen kann.

Zungenbläschen sind stets ein Zeichen eines geschwächten Immunsystems.

Wie bei Herpesbläschen auf der Lippe (siehe Seite 135) können Sie nur desinfizierend tätig werden.

- Kauen Sie Wacholderbeeren.
- Spülen Sie den Mund mit Wermutschnaps aus oder bereiten Sie sich aus Wermut Tee, mit dem Sie den Mund spülen.
- Meiden Sie heiße oder sehr scharf gewürzte Speisen und Speisen mit rauen und kantigen Oberflächen wie Chips und knuspriges Brot.
- Tun Sie etwas zur Stärkung Ihres Immunsystems.
- Tun Sie sich etwas Gutes, schonen Sie sich, gehen Sie in die Badewanne oder treffen Sie sich mit einer Freundin.

Frauensachen

Hier finden Sie Wehwehchen, die typisch für Frauen sind, auch wenn sie nicht alle nur bei Frauen auftreten.

Harnwegsinfekte

Bei Entzündungen der Harnwege hilft Wärme und viel Flüssigkeit.

Entzündungen der Harnwege, der Blase oder des Nierenbeckens, die von Bakterien verursacht werden, kommen bei Frauen häufiger vor, da ihre Harnröhre kürzer ist als bei Männern und da bei ihnen Scheide und After dicht nebeneinander liegen, was die Gefahr einer Verunreinigung erhöht.

Wenn Sie besonders häufig Wasser lassen müssen, es dabei brennt und Ihr Urin rosa bzw. rot verfärbt ist, sollten Sie aktiv werden, wenn es Sie ganz massiv erwischt hat, kommen Schmerzen in der Nieren- und Blasengegend und Fieber hinzu.

- Jetzt heißt es den Unterleib warm halten.
- Viel trinken, zum Beispiel Brennnesseltee.
- Achten Sie auf gründliche Hygiene.
- Gehen Sie zum Arzt, wenn es nicht besser,

sondern schlimmer wird und wenn Sie Blut im Urin haben.

Menstruation

Viele Frauen haben Menstruationsbeschwerden, die so schlimm sein können, dass sie ihren normalen Tagesrhythmus verhindern.

Während der Blutung zieht sich die Gebärmutter zusammen, und wenn das schmerzhaft wird, steckt dahinter meist eine zu hohe Menge von Prostaglandin. Dieses Hormon wird in der Gebärmutterauskleidung produziert und kann Krämpfe, Kopfschmerzen und Wehen auslösen.

Schmerzhafte Regelblutungen sind hormonell bedingt.

Gönnen Sie sich vor allem Ruhe und Entspannung und tun Sie alles, was Ihrem Organismus gut tut.

- Beginnen Sie bereits eine Woche vor dem Einsetzen der Regel, täglich einen Tee aus Kamille, Schafgarbe und Baldrian zu trinken, und zwar täglich ein bis zwei Tassen.
- Legen Sie eine Wärmflasche auf den Unterleib. Die Wärme entspannt.
- Nehmen Sie ein heißes Bad, dem Sie zehn Tropfen Melissenöl zusetzen, oder machen Sie das Kräuterbad von Seite 86.
- Lockern Sie Ihr Becken: Knien Sie nieder, stützen Sie den Oberkörper auf die Ellenbogen und schaukeln Sie mit dem Rumpf sanft vor und zurück.
- Betreiben Sie an den Tagen vor den Tagen Sportarten wie Walking, Schwimmen oder

Inlineskating, um die Muskeln zu lockern und einer Verkrampfung vorzubeugen.

Wenn sich die Regelblutung nicht zum gewohnten Zeitpunkt meldet, ohne dass Sie schwanger sind, kann Salbeitee oder Mönchspfefferextrakt in Tropfenform helfen.

Migräne

Unter Migräne versteht man wiederkehrende starke, meist einseitige Kopfschmerzen, begleitet von Augenflimmern, Übelkeit und Brechreiz. Die Ursachen der Migräne können bei jedem Betroffenen anders sein: Stress, Übermüdung, Erschöpfung, Nahrungsmittelunverträglichkeiten, Gewürze oder Gerüche können Migräneanfälle verursachen.

Ein Migränekalender hilft, Ihre persönlichen Migräneauslöser zu erkennen.

Um den Ursachen auf die Schliche zu kommen, führen Sie einen Migräne-Kalender und tragen Sie ein, was Sie zuvor gegessen haben, wie es um Stress oder Ärger bestellt war und Ähnliches. Das hilft Ihnen, Auslöser zu erkennen und zu meiden.

- Versuchen Sie, ohne Schmerzmittel auszukommen (siehe Seite 82)!!!
- Legen Sie sich einen Eisbeutel auf die Stirn oder an die Schläfen, um den Schmerz zu unterdrücken.
- Massieren Sie Ihre Schläfen (siehe Seite 98).
- Bereiten Sie sich einen Migräne-Tee zu: Kochen Sie eine Kanne grünen Tee oder Rotbuschtee und geben Sie zwei Gewürz-

nelken, etwas Zitronensaft und ein Stück Zimtstange hinein. Diesen Tee trinken Sie, sobald Sie den Anfall wittern, und davon trinken Sie vier bis fünf Tassen am Tag.

- Lenken Sie sich ab. Am wirksamsten ist jetzt guter Sex.

Scheidenentzündung

Wer spricht schon gern über starken, juckenden Ausfluss und über eine juckende Scheide, die beim Geschlechtsverkehr schmerzt?

Ausfluss hat viele Ursachen auch seelische.

Auslöser Nummer eins sind Pilze, die normalerweise friedlich im Gleichgewicht unserer Scheidenflora leben, bei jeder Art von Störungen dieses Gleichgewichts aber ideale Bedingungen bekommen und wuchern. Auslöser Nummer zwei sind Trichomonaden, das sind winzige Geißeltierchen.

Die Behandlung ist leicht erklärt: Sorgen Sie dafür, dass Ihre Scheidenflora wieder ins Gleichgewicht zurückfindet. Dazu

- lösen Sie sich aus sexuellen Ängsten und Beziehungssress (leichter gesagt als getan!);
- bringen Sie Milchsäurebakterien in Gestalt von Biojogurt oder Acidophilusjogurt an den Ort des Geschehens, am einfachsten mit einer Spritze ohne Nadel;
- baden Sie mit 10 Tropfen Teebaumöl oder spülen Sie mit 4 Tropfen Teebaumöl in einem Becher Wasser Ihre äußere Scheide;
- verwenden Sie weder Slipeinlagen noch Kunstfaserslips noch duftende Intimsprays.

Nervensachen

Angst und Belastungen

Angst ist wie Schmerzen eine wichtige Hilfe, wo sie ihren Sinn hat.

Angst hilft uns, uns in neuen Situationen zurechtzufinden, indem sie unsere Sinne, unseren Verstand alarmiert und zu Höchstleistungen, auch der Flucht, anspornt. So gesehen, ist Angst eine wichtige Überlebenshilfe und wir sollten sie dankbar begrüßen. Dennoch haben wir uns angewöhnt,Angst negativ zu besetzen.

Je nachdem, wie sie sich äußert und wann sie uns wobei im Wege steht, kann uns Angst im Alltag ganz schön zu schaffen machen. Denken Sie nur an Angst vor so alltäglichen Dingen wie anderen Menschen, großen Plätzen oder engen Fahrstühlen.

Wir zittern vor Angst, uns rutscht das Herz in die Hose, wir haben Schiss vor lauter Angst, uns bricht der kalte Schweiß aus oder wir können vor Angst nicht mehr ruhig schlafen und „Angst fressen Seele auf".

Das Gleiche gilt für Belastungen. Dinge, über die Sie sich Sorgen machen. Was wird nur werden? Was ist, wenn was schief geht? Wie soll das nur ohne mich/dich/Tante Friedchen gehen?

Es gibt zahlreiche Wege, Ängste auch wieder abzulegen.

- Die Zeit ist eine wichtige Helferin. Viele Ängste vergehen mit der Zeit von selbst, viele Sorgen erweisen sich als unnötig.
- Anderen Ängsten und Belastungen muss man sich jetzt stellen. Arbeiten Sie rational daran, sie abzubauen. Fahren Sie mit dem Lift und delegieren Sie belastende Arbeit.
- Denken Sie Situationen zu Ende. Was kann im schlimmsten Fall passieren? Wie schlimm wäre das für mich? Geht meine Welt davon unter oder wird sie nur verändert? Ist es wirklich nötig, für diesen Fall Vorsorge zu treffen? Kann ich etwas dagegen tun? Wer oder was kann mir dabei helfen, wenn ich es nicht allein kann?

Denken Sie Ihre Angst zu Ende. Was kann wirklich passieren?

Auf diese Weise verlieren auch die grummelnden Sorgen, die uns den Magen zusammenziehen, ihren Schrecken.

Schlaflosigkeit

Sie sind müde, liegen im Bett und wollen schlafen, aber es geht nicht? Unerledigte Dinge, Sorgen und Befürchtungen lassen Ihnen keine Ruhe? Ganz klar: Ihr Gehirn denkt noch in der Nacht weiter und lässt Sie nicht abschalten. Das ist schlimm, aber nicht unheilbar.

Sie haben in einer solchen Situation drei Möglichkeiten:

- Sie können sich sich müde machen, indem Sie Kreuzworträtsel lösen oder Krimis lesen, bis Ihnen die Augen zufallen.
- Sie können Ihre Sorgen niederbügeln und ein Schlafmittel einwerfen. Und haben morgen das gleiche Schauspiel wieder.
- Und Sie können Ihr Gehirn zum Abschalten einladen. Schreiben Sie auf, was Sie beschäftigt, und legen Sie den Zettel neben das Bett oder unter einen dicken Stein. Da sind die Sorgen sicher, und Sie brauchen sich jetzt nicht mehr um all das zu kümmern, was Sie noch erledigen wollten, Sie haben es ja aufgeschrieben. Und dann schlafen Sie ein.

Finger weg von Schlaftabletten. Davon werden die Gründe für Ihre Schlaflosigkeit nicht beseitigt.

Unterstützen kann Sie dabei eines der folgenden Mittel:

- Aus je einem halben Teelöffel Baldrian und Melisse und einem Viertelliter Wasser kochen Sie einen Tee, den Sie schuckweise trinken. Denken Sie dabei daran, dass alles, was Sie noch erledigen und um das Sie sich Sorgen machen wollten, auf dem Zettel steht.
- Nehmen Sie zwei Stunden vor dem Schlafengehen ein heißes Bad mit 10 Tropfen Melissenöl.
- Lassen Sie Ihre Arbeit im Büro. Machen Sie dort abends zuletzt die To-do-Liste für den nächsten Tag. Das hilft.
- Gönnen Sie sich ein Gläschen Bierlikör. Den müssen Sie allerdings etwas längerfristig vorbereiten und sich dazu vergattern, ihn wirklich nur bei Schlaflosigkeit zu trinken.
- Machen Sie tagsüber kein Nickerchen!!!

Bierlikör

Kochen Sie 2 l Starkbier (Bockbier) mit 750 g Zucker und 2 Vanillestangen auf, lassen Sie es mindestens 15 Minuten auf kleiner Flamme köcheln, etwas abkühlen und geben Sie dann 1 1/4 l Gin oder Schnaps hinzu. Und nun lassen Sie ihn drei Monate lang stehen und durchziehen. Drei lange Monate!

Wenn der Tag mit dem linken Fuß begann

Kennen Sie das? Aus irgendeinem Grund begann der Tag, wie er nicht beginnen sollte: ein Streit mit dem Partner, die fehlenden fünf Minuten vor dem Aufstehen, störender Lärm oder ein dummes Missgeschick - irgendetwas verdirbt Ihnen die Laune.

Fangen Sie wirklich nochmal von vorne an. Und diese Zeit sollten Sie sich nehmen, da der Tag ansonsten ja wirklich zu einem verlorenen Tag wird. Das heißt, Sie gehen noch einmal zurück ins Bett, Sie legen Ihre Lieblingsmusik auf, die mit positiven Erinnerungen verbunden ist. Sie bleiben 5 Minuten länger unter der Dusche, Sie legen Ihr Lieblingsparfum auf.

Wenn das nicht geht, weil Sie bereits im Büro sitzen, gehen Sie auf die Toilette und grinsen Sie drei Minuten lang. Irgendwann wird das Grinsen in Ihr Gemüt überspringen und Ihre Stimmung verändert haben. Und dann erhalten Dinge, über die Sie sich vorher geärgert haben, wieder ihren wahren Stellenwert.

Hautprobleme

Viele Hautprobleme sind keine Wehwehchen, gegen manche gibt es ausgezeichnete Medikamente, die eigentlich jedes Herumdoktern mit Hausmitteln überflüssig machen. Und bei vielen braucht man ohnehin einen Arzt, damit man weiß, „was man überhaupt hat".

Wir haben hier einige Hautprobleme ausgesucht, zu denen es entweder viele überholte Gerüchte gibt oder wirklich gut helfende Hausmittel, die nicht jeder kennt.

Akne

Schokolade hat auf Akne keine Auswirkungen – also guten Appetit!

Aknewunden, die mit einem schwarzen Punkt in einem Mitesser beginnen und sich dann zu großen Eiterpusteln auswachsen, betreffen vor allem Jugendliche, aber auch Erwachsene mit viel Stress. Und es hilft kaum, einem Erwachsenen, der von einem Termin zum anderen hetzt, zu raten, er solle Stress abbauen. Leider. Es hilft auch nicht, einem Jugendlichen zu sagen, er solle keine Süßigkeiten oder Schokolade essen - die hat nämlich auf Akne keinen Einfluss.

Es hilft auch nicht unbedingt, sich in die Sonne zu legen: Die UV-Strahlung desinfiziert zwar und hemmt Hautentzündungen, regt aber die Schweißdrüsen an; die Talgdrüsen in der feuchten Haut quellen dann nach innen auf, sodass man die Pickel überhaupt nicht mehr ausdrücken kann.

Was hilft also? Die Stichworte lauten: Schadensbegrenzung (Hygiene), Linderung und Unterstützung von innen.

- Hygiene: Pickel nur mit peinlich sauberen Fingern ausdrücken, Handtücher oft wechseln, nicht rubbeln. Make-up lassen Sie weg oder verwenden ein fettarmes und schminken sich jeden Tag abends sorgfältig ab.
- Linderung bringt Ringelblumentinktur, die Sie mehrmals täglich - nach Anweisung auf der Flasche verdünnt - auf die betroffenen Stellen auftupfen.
- Ersetzen Sie Chips durch Walnüsse und Sie tun Ihrer Haut Gutes. Auch mit Sojaprodukten, Bioreis und Vollkornbrot führen Sie Ihrer Haut viel Biotin von innen zu.
- Wechseln Sie die Pille, falls Sie sie nehmen. Reden Sie mit Ihrer Ärztin darüber!

Walnüsse und Vollkornbrot sind Hilfe für die Haut von innen.

Bartflechte

Die Bartflechte trifft vor allem Männer mit starkem Bartwuchs, die leicht schwitzen, und sie bildet rote Kreise vor allem dort, wo man sich rasiert: am Hals, in den Koteletten, unter den Bartstoppeln, aber auch überall sonst.

- Eine Nassrasur macht alles nur noch schlimmer. Rasieren Sie sich trocken, und das vor dem Duschen und der Gesichtswäsche.
- Hungern Sie den Pilz, der die roten Herde verursacht, aus: Verrühren Sie Backpulver mit lauwarmem Wasser und betupfen Sie die betroffenen Stellen damit. Lassen Sie diese Paste mindestens drei Minuten lang einweichen, spülen Sie sie dann ab und trocknen Sie die Haut sorgfältig ab.
- Geben Sie 6 Tropfen Teebaumöl auf eineinhalb Liter Wasser, tränken Sie damit ein Handtuch und legen Sie das mindestens 10 Minuten über die betroffenen Stellen. Testen Sie allerdings vorher in der Ellenbogenbeuge mit einem Tropfen Teebaumöl, ob Sie darauf allergisch reagieren.

! Teebaumöl sollte nicht in die Augen kommen. Mit viel Wasser gut herausspülen!

Fußpilz

Rötungen oder Schuppungen an den Fußsohlen sind die gängigsten Symptome von Fußpilz, es gibt aber auch Menschen, die bei einem Besuch beim Hautarzt völlig überrascht erfahren mussten, dass sie Fußpilz haben, von dem sie selbst nichts bemerkt haben.

- Gegen Fußpilz gibt es ein wunderbares Hausmittel: Salbei.
- Da Fußpilz ansteckend ist, sollten Sie darauf achten, eigene Handtücher, Waschlappen, Fußmatten und Badeschuhe zu benutzen!
- Abhärten hilft: Barfußlaufen in der taunassen Wiese oder Wechselbäder.

Salbeifußbad

Gießen Sie 6 Esslöffel Salbeiblätter mit einem Liter kochendem Wasser auf, lassen Sie es mindestens 5 Minuten zugedeckt ziehen, geben Sie es dann in eine Fußwanne und gießen Sie kühles Wasser dazu. Die Temperatur sollte angenehm sein, Ihre Füße bis zum Knöchelansatz bedeckt sein. 10 Minuten baden, dann die Füße gut abtrocknen. Machen Sie das zweimal täglich, bis Ihr Fußpilz verschwunden ist.

- Achten Sie auf gut gelüftetes Schuhwerk, Synthetiksocken sind tabu, Turnschuhe gehören regelmäßig in die Waschmaschine.

Herpes

Gegen Herpes gibt es neue, gut helfende Medikamente.

Gegen die allseits bekannten Fieberblasen, die vor allem an den Lippen auftreten, gibt es neue Salben, die ausgezeichnet helfen - der Gang in die Apotheke ist in diesem Fall ausdrücklich empfohlen! -, vor allem, wenn Sie sie beim ersten Juckreiz auftragen.

- Herpesblasen neigen dazu, beim Lachen aufzureißen. Dagegen hilft ein Puderauftrag aus simplem Mehl. Es trocknet die Blase leicht ab, ohne die Haut zu spannen.
- Zusätzlich hilft Ringelblumensalbe, die nämlich das Wachstum der Viren hemmt und die Haut entspannt. Tragen Sie sie ebenfalls beim ersten Juckreiz auf - oft wiederholen!

Warzen

Warzen sind Hautausstülpungen, die am ganzen Körper auftreten können. Sie werden durch den Papillom-Virus verursacht und sind ansteckend.

Da besonders Menschen mit psychischen Problemen oft Warzen haben, soll es auch helfen, die Warzen zu besprechen oder „abzuschwören". Für Rezepte schauen Sie bitte ins Aberglaubenhandbuch.

Tatsache ist: Warzen treten unberechenbar auf und verschwinden auch wieder unberechenbar, und da sie von einem Virus verursacht werden, gibt es kein medizinisches Mittel, das sie zuverlässig beseitigt.

Warzen sind unberechenbar. Dennoch kann man ihre Abheilung beschleunigen.

Bei Warzen an den Händen, die Sie daran hindern, anderen unbefangen die Hand zu geben, und bei Warzen an der Fußsohle sollten Sie ihre Abheilung beschleunigen, da sie stören, Schmerzen verursachen und auch das Gehen behindern können.

Folgende Rezepte gelten als erfolgversprechend:

- Schneiden Sie eine Knoblauchzehe an und befestigen Sie die Schnittfläche über Nacht auf der Warze, am besten mit einem Pflaster. Handschuh oder Socken darüberziehen, damit sie hält.
- Beträufeln Sie die Warze mehrmals täglich mit ein paar Tropfen frischem Zitronensaft.
- Reiben Sie die Warze mehrmals täglich mit einem Tropfen Teebaumöl ein. Massieren Sie es gut ein.

- Tragen Sie Ringelblumensalbe auf die Warze auf und decken Sie sie dann mit einem Pflaster ab.
- Versuchen können Sie auch, die Warze in heißem Wasser abzutöten. Tauchen Sie dazu die betroffenen Körperteile in möglichst heißes Wasser und lassen Sie sie einige Zeit darin.
- Rizinusöl reizt die Warze. Tragen Sie das Öl zweimal täglich auf.

Zecken

Vergessen Sie bei Zecken alle Gerüchte über Öl und den Uhrzeigersinn.

Gerade bei Zecken kursieren die abenteuerlichsten Gerüchte, wie man sie sicher beseitigen soll. Die Wahrheit ist: Es gibt keine sichere Methode.

Sie sind nie davor gefeit, dass der Stechapparat oder der Kopf abbricht und in der Haut stecken bleibt. Andererseits: Was ist daran so schlimm? Er ist wie ein kleiner Fremdkörper und wächst heraus. Es kann eine eitrige Entzündung entstehen, die jedoch ungefährlich ist.

Gefährlicher sind die Krankheiten, die die Zecke übertragen kann. Aber gegen die ist man in den Gebieten, wo sie auftreten, ohnehin in der Regel geimpft. Also:

- Kein Öl, keine Chemie auf die Zecke geben.
- Ziehen Sie die Zecke senkrecht heraus, weder mit noch gegen den Uhrzeigersinn gedreht.
- Desinfizieren Sie nachher die Wunde.

Alle Jahre wieder

Allergien und Heuschnupfen

Allergische Reaktionen können wirklich von allem und jedem ausgelöst werden. Sie nehmen zu, seit Umweltbelastung und Stress unser Immunsystem übermäßig strapazieren – vor allem, wenn wir ihnen keine Gelegenheit geben, sich zu stabilisieren.

Bei einer Allergie schießt der Körper mit übertriebenen Abwehrmaßnahmen über das Ziel hinaus. Auslöser dieser Überreaktion sind so genannte Allergene, und das kann wirklich von Pollen über Hausstaubmilben bis zu Kosmetika alles sein, was mit unserem Körper in Berührung kommt.

Die Symptome einer Allergie sind wie beim Schnupfen.

Die Symptome sind wie beim Schnupfen, rote Augen, ständiges Niesen und eine laufende Nase (der berühmte allergische Gruß ist die Bewegung, mit der Kinder den Tropfen von der Nase nach oben abwischen) mit klarem, dünnflüssigem Sekret, in schlimmen Fällen kommen Asthmaanfälle und Atemnot hinzu.

Beobachten Sie Ihren Körper und die Beschwerden möglichst genau, um herauszufinden, was der Auslöser Ihrer Allergien sein könnte.

Lassen Sie sich auf bekannte Auslöser testen. Wenn Sie wissen, worauf Sie allergisch sind, können Sie gezielt Maßnahmen ergreifen und den Auslöser meiden. Sind Sie gegen einen bekannten Auslöser allergisch (und nicht auf Ihre Schwiegermutter), so können Sie eine aktive Desensibilisierung durchführen lassen.

Eine aktive Desensibilisierung ist möglich, wenn der Auslöser der Allergie bekannt ist.

Doch jetzt zu den Hilfsmitteln, die Ihnen im akuten Fall Erleichterung bringen. Wichtig ist zu wissen, dass Allergien auf Kontakt mit den Allergenen beruhen. Den sollten Sie möglichst gering oder kurz halten:

- Wenn Ihre Augen tränen, spülen Sie sie mit kühlem und klarem Wasser. Auch ein warmer Waschlappen, der über die Nase gelegt wird, bringt Erleichterung.
- Halten Sie die Allergene, wenn sie außerhalb der Wohnung sind, aus Ihrer Wohnung fern. Waschen Sie sich die Hände, wenn Sie nach Hause kommen, wechseln Sie vielleicht auch die Kleidung, lassen Sie die Schuhe vor der Tür stehen.
- Vertreiben Sie Blütenpollen mit Hilfe von Aromaöl aus Ihrer Nase - das kann helfen oder alles noch schlimmer machen, ist aber jedenfalls einen Versuch wert.
- Allium cepa D6 ist ein auf Zwiebeln basierendes homöopathisches Mittel, das bei laufender Nase und tränenden Augen hilft. Nehmen Sie dreimal täglich 10 Globuli.

- Verwöhnen Sie Ihre Augen mit lauwarmen Augentrost-Umschlägen.
- Tragen Sie eine Sonnenbrille. Sie schützt vor herumfliegenden Allergenen.
- Halten Sie die Fenster Ihrer Wohnung während der Blütezeit „Ihrer“ Bäume und Gräser geschlossen.
- Trocknen Sie Ihre Wäsche nicht im Freien.

Viele Allergien verschwinden in der Pubertät von selbst.

Die gute Nachricht: Allergien bei Kindern bessern sich zu einem guten Teil in der Pubertät.

Insektenstiche

Insektenstiche sind gleich zweimal unangenehm - der Einstich selbst ist schmerzhaft, besonders wenn er von Bienen und Wespen stammt, und meist jucken sie noch Tage später, besonders die Stiche von Stechmücken. Die Behandlung zielt daher in zwei Richtungen: einerseits gegen den Schmerz und andererseits gegen den Juckreiz.

- Gegen den Schmerz hilft Kälte: Stecken Sie den Fuß, mit dem Sie auf die Biene getreten sind, am besten gleich in einen Eimer kaltes Wasser. Versuchen Sie auch, den Stachel zu entfernen, falls er in der Haut steckt.
- Falls Sie sie bei der Hand haben: Eiswürfel, in ein Geschirrtuch oder einen Waschlappen geschlagen, sind eine wunderbare kühlende Kompresse, falls der Stich eine höher gelegene Körperstelle betroffen hat. Zur Not tut es auch hier kaltes Wasser.

- Apis D 6 - als Globuli oder als Tropfen, dann auch direkt auf die Wunde getupft - lindert den Einstichschmerz.
- Wenn Sie auf einer Wanderung sind und gar nichts Geeignetes bei sich haben, hilft es gegen den Juckreiz, ein paar Blätter vom Spitzwegerich zu pflücken - der wächst fast überall -, sie zu zerkauen, ohne zu schlucken, und den Brei auf die Wunde zu geben. Das lindert übrigens auch den Juckreiz nach unfreiwilligem Kontakt mit Brennnesseln.

Brei aus den Blättern von Spitzwegerich lindert den Juckreiz.

- Wenn Sie dagegen in der Nähe einer Küche sind, haben Sie eine Fülle an Mitteln gegen den Juckreiz nach einem Bienen- oder Wespenstich: Schneiden Sie eine Zwiebel durch und legen Sie die Schnittfläche auf die Wunde, legen Sie zerdrückte Knoblauchzehen auf die Einstichstelle oder feuchten Sie ein Stück Würfelzucker an und legen es darauf.

In der Küche finden Sie viele Mittel gegen Insektenstiche!

- Gegen Mückenstiche sind neben Zwiebeln, Zucker und Knoblauch auch Essig mit Salz oder Hefe mit ein wenig Wasser ein gutes Mittel. Wer ihn im Haus hat, kann auch Salmiakgeist auf die Einstichstelle tupfen.
- Lavendelöl ist ein wunderbares Hausmittel bei Insektenstichen, auch bei Allergikern: Es nimmt den Juckreiz, wirkt antibakteriell und beruhigt.

Da die meisten Insekten, die uns stechen, vorher mit Insektiziden und anderen Giften in Berührung gekommen sind, reagieren wir heute oft sehr heftig auf Insektenstiche. Das ist ernst zu nehmen: Wenn es zum Erbrechen oder zu Angstzuständen kommt oder wenn der Stich nach zwei Tagen nicht abschwillt oder rote Flecken entstehen, dürfte eine allergische Reaktion vorliegen – ziehen Sie dann einen Arzt zu Rate!

! Nach einem Stich in den Mund oder in den Hals sofort zum Arzt!

Sofort zum Arzt gehören Sie, wenn der Stich in den Hals oder in den Mund ging. Dann besteht akute Erstickungsgefahr. Ein Grund, zum Arzt zu gehen, ist natürlich auch ein Insektenstich in den Gehörgang.

Kater

Wir gehen hier einmal davon aus, dass bei Ihnen der Kater nur selten auftritt. Dass Sie einen haben, merken Sie am Morgen nach einem Fest mit zu viel Alkohol an Lichtempfindlichkeit und an den Zwergen, die in Ihrem Kopf offenbar ein Hämmerwerk eingerichtet haben.

Was Sie dagegen tun können, ist leicht erklärt. Ihnen fehlt an einem Katermorgen Wasser, viel Wasser, Magnesium, um den Kalziumhaushalt wieder in den Griff zu bekommen, Vitamin E, das die Zellmembranen wieder aufmöbelt, und ein Schmerzmittel wie Acetylsalicylsäure.

- Entscheidungshilfe vorweg: Salz lecken. Entweder es hilft, oder Ihnen wird schlecht. Dann sind Sie viel Alkohol schon mal los.
- Magnesiumbrausetabletten in Wasser auflösen und trinken.
- Obstsäfte trinken (Vitamin E).

- Zitronenmelissetee trinken, der entspannt und schickt die Zwerge in die Mittagspause.
- Frühstücken Sie weder Lachsbrötchen noch Bier, sondern Honig, Kuchen und Kräcker.

Schwitzen

An heißen Sommertagen fangen Sie an zu schwitzen. Auch unter den Armen und an den Oberschenkeln. Beim Gehen reiben die zarten Hautpartien der Oberschenkel aneinander, reiben die Unterseiten der Oberarme an der Kleidung, besonders am BH, und schon bildet sich eine Schürfwunde.

Solche Schürfwunden heilen langsam. Nun können Sie schlecht in der Wohnung bleiben, bis die Wunden abgeheilt sind oder Sie so schlank sind, dass das Problem entfällt. Also helfen Sie sich mit folgenden Hausmitteln:

Schwitzen kann zu schmerzhaften Schürfwunden führen.

- Babypuder zwischen den Oberschenkeln und unter den Achseln wirkt wahre Wunder.
- Legen Sie einen mit Johanniskrautöl betupften Wattebausch auf die Wunden und halten Sie ihn mit Mullbinde fest. Diesen Verband müssen Sie täglich wechseln.
- Bestreichen Sie die schmerzenden Stellen mehrmals täglich mit Majoransalbe.

Zur Vorbeugung tragen Sie im Sommer weiche BHs und Kleidungsstücke aus natürlichen Stoffen wie Baumwolle, Viskose oder Seide.

- Verwenden Sie zumindest im Sommer kein parfümiertes Deodorant.

Sonnenbrand

Streng genommen ist ein Sonnenbrand eine Verbrennung. Lesen Sie also bitte auch auf Seite 25/26 nach, was dort über Brandwunden gesagt wird.

Wenn Sie den Schaden, den ein Sonnenbrand auf Ihrer Haut anrichtet, unter dem Mikroskop beobachten könnten, würden Sie wahrscheinlich nie wieder ungeschützt in die Sonne gehen: Die Hautzellen schrumpfen und sterben ab, das Bindegewebe vertrocknet bündelweise zu einer grauen Masse.

Jeder Sonnenbrand hinterlässt irreparable Schäden.

Bei jedem Sonnenbrand sterben Hautzellen ab und die Haut wird dünner. Das Risiko, an Krebs zu erkranken, steigt dadurch an.

Sie können natürlich vorbeugend ein paar Dinge beachten:

- Gehen Sie niemals in die pralle Sonne und schmoren Sie als hellhäutiger Mensch nicht am Strand oder Poolrand.
- Tragen Sie eine Sonnenbrille – die UV-Strahlen lassen sonst Ihre Augen schmerzen.
- Tragen Sie auch im Sommer ein leichtes Make-up. Gutes Make-up enthält standardmäßig einen erstaunlich hohen Lichtschutzfaktor.
- Vergessen Sie beim Einreiben mit Sonnenschutzmittel zwei Stellen nicht: die Oberseiten der Füße und die Kniekehlen.

Wenn das Unglück aber schon geschehen ist, heißt es wieder einmal kühlen, die Haut pflegen und beim Heilen unterstützen.

- Nehmen Sie ein kühles Bad - nun aber im kühlen Badezimmer.
- Kühlen Sie die verbrannten Stellen mit kalten Kompressen - am Strand wirkt ein sandfreies nasses Handtuch lindernd.
- Wenn Sie es zu Hause haben, kühlen Sie den roten Rücken mit Buttermilch oder mit Naturjogurt. Einfach vorsichtig darauf verteilen, nach dem Motto „viel hilft viel".
- Pflegen Sie die betroffenen Stellen mit Johanniskrautöl oder einer Brandsalbe.
- Sofort kühlend und hautpflegend zugleich wirken auch Gurkenschalen oder -scheiben.
- Trinken Sie viel Wasser oder Früchte- oder Kräutertee.

Buttermilch und Jogurt sind Balsam für verbrannte Haut.

Sonnenstich

Ihre Kinder wollen im Sommer die Schirmmütze partout verkehrt herum aufsetzen? Lassen Sie ihnen den Willen. Das ist ein guter Schutz vor Sonnenstich. Wenn nämlich die Sonne ungebremst auf Kopf und Nacken scheint, werden die Hirnhäute gereizt, es kommt zu Kopfschmerzen, Schwindel, Übelkeit, Fieber, Nackensteifheit, ja sogar zu Bewusstlosigkeit, kurz: zu einem Sonnenstich.

Menschen mit dünnem Haar sind besonders gefährdet.

Bringen Sie den Patient in den kühlenden Schatten und lagern Sie seinen Oberkörper hoch, öffnen Sie die Kleidung und geben Sie ihm zu trinken, wenn er bei Bewusstsein ist. Wenn nicht: Bringen Sie ihn in die stabile Seitenlage und ziehen Sie einen Arzt hinzu.

Wetterfühligkeit

Vor und bei jeder Wetteränderung verändern sich auch Luftdruck und die Ionenzusammensetzung der Atmosphäre. Bei sensiblen Menschen macht sich das noch vor dem Wetterbericht in Form von Druckschmerz im Kopf, Abgeschlagenheit, Erschöpfung und Schlaflosigkeit bemerkbar.

Es kostet unseren Körper viel Energie, unter allen Umständen den Normalzustand aufrecht zu erhalten - Blutdruck, Körpertemperatur, Zellspannung und so weiter. Wetterwechsel halten ihn in dieser Hinsicht mächtig auf Trab, und das kann dann schon mal zu Lasten anderer Körperfunktionen gehen.

Bei Wetterfühligkeit hilft nur Abhärtung. Suchen Sie den Aufenthalt an der frischen Luft.

Was dagegen hilft? Training, nichts als Training. Wenn Sie den ganzen Tag in einem Kunstklima verbringen, werden Sie völlig überfordert sein, wenn Sie abends draußen anderes Wetter als morgens vorfinden. Bringen Sie Ihrem Körper bei, sich rascher auf Luftdruckschwankungen, Schwüle oder Hitze einzustellen. Gehen Sie regelmäßig joggen, spazieren oder Rad fahren, Hauptsache, es ist im Freien.

Geht das nicht, dann nehmen Sie sich einfach die Zeit zum Ausspannen und reduzieren Sie dadurch andere Ansprüche an Ihren Organismus, bis Ihre Körperfunktionen wieder im Gleichgewicht sind.

Die Hausapotheke

Kennen Sie das? Einmal im Jahr haben Sie wirklich ernsthafte Gelenkschmerzen, so schlimm, dass Sie zu einem Schmerzmittel greifen wollen. Sie gehen also zu Ihrer Hausapotheke, die Sie gleich neben der Eingangstür trocken aufbewahren - und dann ist die Packung leer. Was lernen Sie daraus?

Eine Hausapotheke muss gepflegt werden, damit sie auch hilft, wenn Sie sie brauchen.

- Verbieten Sie fast leere Packungen in Ihrem gesamten Haushalt. Das gilt für die Milch im Kühlschrank, die so gerade nicht mehr für den Morgenkaffee reicht, ebenso wie für Waschpulver und Medikamente. Das Haltbarkeitsdatum von Medikamenten ist so lang, dass man auch dann Schmerztabletten auf die Einkaufsliste schreiben kann, wenn noch zwei oder drei davon übrig sind.
- Die Hausapotheke regelmäßig überprüfen. Wie oft putzen Sie Fenster? Zwei- bis viermal im Jahr? Dann machen Sie es am gleichen Tag. Oder tragen Sie es sich in Ihren Kalender ein. Und wenn Sie die Reifen Ihres Autos wechseln lassen, überprüfen Sie die Autoapotheke gleich mit. Auch Pflaster hat ein Ablaufdatum.

Was soll drin sein?

In jedem Fall

Prüfen Sie Ihre Hausapotheke regelmäßig auf Vollständigkeit.

- Pflaster,
- elastische Mullbinden,
- sterile Kompressen,
- Einmal-Handschuhe,
- Dreiecks-Tuch,
- Verbandsschere,
- Sicherheitsklammern,
- Bandagen,
- Salben zur Behandlung von Zerrungen und Sportverletzungen,
- Fieberthermometer ohne Quecksilber,
- Splitterpinzette,
- Schmerzmittel,
- Halswehtabletten,
- Mittel gegen Durchfall,
- Mittel gegen Insektenstiche,
- Wunddesinfektionsmittel,
- Elektrolytlösung (für den Fall einer Darmgrippe).

In Ihrem Fall zusätzlich:

Was brauchen Sie persönlich immer wieder?

Alles, was Sie immer wieder brauchen.
Zum Beispiel:

- Arnikasalbe gegen Prellungen,
- Arnika-D6-Globuli gegen Schwellungen bei Verletzungen aller Art,

- Kalziumtabletten gegen allergische Reaktionen vom Bienenstich bis zur Sonnenallergie,
- entzündungshemmende Nasentropfen und Belladonna-Globuli gegen Mittelohrentzündungen, wenn Sie darauf ansprechen,
- Herpessalbe, falls Sie daran leiden,
- Magnesium gegen nächtliche Krämpfe und bei Stress,
- Teebaumöl für und gegen alles - wenn Sie darauf nicht allergisch reagieren,
- Pipette, falls Sie häufiger mit Ohrenschmalz Probleme haben.

Und in der Küche haben Sie hoffentlich immer

- Gewürznelken gegen Zahnschmerzen,
- Honig - heiße Milch mit Honig tut bei einer drohenden Erkältung einfach gut!,
- Majoran für einen Verdauungstee,
- Pfefferminze für Tee bei Magen- und bei Kopfschmerzen,
- Salbei zum Gurgeln bei Halsweh und zum Baden der Füße bei Fußpilz,
- Thymian für Hustentee,
- Zitrone für rissige, strapazierte Hände,
- Zwiebeln für eine Kompresse gegen Ohrenschmerzen.

In der Küche finden Sie viele wirksame Hausmittel.

Register